LES ACTUALITÉS MÉDICALES

Déséquilibre du Ventre
et
Névropathies consécutives

LES ACTUALITÉS MÉDICALES

Collection de volumes in-16, de 96 pages, cartonnés. Chaque volume : 1 fr. 50

APERT. *Les Enfants retardataires.*
— *La Goutte et son traitement.*
AUVRAY. *Diagnostic de l'Appendicite.*
BARBIER et ULMANN. *La Diphtérie.*
BÉCLÈRE. *Les Rayons de Röntgen et le Diagnostic des Maladies*, 3 vol.
BERNARD (Léon). *Le Pneumothorax artificiel.*
BORDIER. *Les Rayons X et les Rayons N.*
BOUFFE DE SAINT-BLAISE. *Les Auto-intoxications de la grossesse.*
BRAQUEHAYE. *La Gastrostomie.*
BROUARDEL. *Les Accidents du travail*, 2ᵉ éd.
CARNOT. *Les Régénérations d'organes.*
CATHELIN. *Le Cloisonnement vésical.*
CERNE et DELAFORGE. *La Radioscopie clinique de l'estomac.*
CHANTEMESSE et BOREL. *Mouches et Choléra.*
— *Moustiques et Fièvre jaune.*
CHAVANNE. *Le Traitement de la Surdité.*
CHIPAULT. *Chirurgie nerveuse d'urgence.*
CLAUDE. *Cancer et Tuberculose.*
COLLET. *L'Odorat et ses Troubles.*
COURMONT et DOYON. *Le Tétanos.*
CREMIEU. *Radiothérapie dans les maladies du sang.*
DAUSSET. *La Chaleur et le Froid en thérapeutique.*
DELHERM et LAQUERRIÈRE. *L'Ionothérapie électrique.*
DENY et CAMUS. *Les Folies intermittentes.*
DENY et ROY. *La Démence précoce.*
DOR. *La Fatigue oculaire.*
EMERY. *Traitement de la syphilis*, 2ᵉ édit.
ENRIQUEZ et SICARD. *Les Oxydations de l'Organisme.*
FRAIKIN. *Déséquilibre du ventre.*
FROUSSARD. *Le Traitement de la Constipation*, 2ᵉ édit.
GAREL. *Le Rhume des Foins.*
GASTOU. *L'Ultramicroscope*, 2ᵉ édit.
— *Les Maladies du Cuir chevelu*, 2ᵉ édit.
— *Hygiène du Visage.*
GASTOU et GIRAULD. *Diagnostic de la Syphilis.*
GAULTIER. *Technique de l'exploration du Tube digestif.*
— *Calculs biliaires et Pancréatites.*
— *Les Dilatations de l'Estomac.*
— *Les Opsonines*, 2ᵉ édit.
GILBERT et LION. *La Syphilis de la Moelle.*
GILLES DE LA TOURETTE. *Les Myélites syphilitiques.*
— *Le Traitement de l'Épilepsie.*
GLEY. *Les sécrétions internes.*
GOUGET. *L'Artériosclérose et son traitement*, 2ᵉ édit.
GRASSET. *Diagnostic des Maladies de la Moelle*, 3ᵉ édit.
GRASSET. *Diagnostic des Maladies de l'Encéphale*, 2ᵉ édit.
GUISEZ. *Trachéobronchoscopie et Œsophagoscopie.*
MORAND. *Syphilis et Cancer.*
JOSUÉ. *La Sémiologie cardiaque actuelle.*
JOUAUST. *Les Traitements des Entérites.*
KEIM. *Les Médications nouvelles en obstétrique.*
LABBÉ (H.). *Les Médications reconstituantes.*
— *La Diathèse urique.*
LABBÉ (M.). *Le Cytodiagnostic*, 2ᵉ édit.
— *Le Sang*, 2ᵉ édit.
LANNOIS et POROT. *Les Thérapeutiques récentes dans les maladies nerveuses.*
LEGUEU. *Le Rein mobile.*
LE NOIR. *L'Obésité et son traitement.*
LÉPINE. *Le Diabète*, 2 vol., 2ᵉ édit.
LÉVY et BAUDOUIN. *Les Névralgies.*
LIPPMANN. *Le Pneumocoque.*
MARFAN. *Le Rachitisme.*
MAUBAN. *L'Arthritisme.*
— *L'Acétonurie et son traitement.*
MILIAN. *Traitement de la Syphilis par le 606*, 2ᵉ édit.
MINET et LECLERCQ. *L'Anaphylaxie.*
MOSNY. *La Protection de la santé publique*
MOUCHET. *Chirurgie intestinale d'urgence.*
NATTAN-LARRIER. *Les Médications préventives.*
NICOLAS et JAMBON. *Hygiène de la peau et du cuir chevelu.*
OPPENHEIM et LŒPER. *La Médication surrénale.*
PAUCHET. *Chirurgie des Voies biliaires.*
PEHU. *L'Alimentation des enfants malades.*
POUSSON. *Traitement chirurgical des Néphrites médicales.*
RAIMONDI. *Puériculture et Pouponnières.*
— *L'Allaitement.*
REGIS et VERGER. *La Paralysie générale traumatique et les Accidents du travail.*
RÉGNIER. *La Mécanothérapie.*
— *Radiothérapie et Photothérapie.*
RICHE. *Les États neurasthéniques.*
ROUX (J.). *Les Névroses traumatiques.*
SACQUÉPÉE. *Les Empoisonnements alimentaires.*
SAINTON et DELHERM. *Les Traitements du Goitre exophtalmique.*
SÉZARY. *Tuberculinothérapie et Sérothérapie antituberculeuse.*
TEISSIER. *Les Albuminuries curables.*
TRIBOULET et COYON. *Le Rhumatisme articulaire aigu en bactériologie.*
VAQUEZ et AUBERTIN. *Traitement des anémies.*
VILLEMIN. *Le Canal vagino-péritonéal.*
WICKHAM et DEGRAIS. *Le Radium dans le traitement du Cancer.*
WIDAL et JAVAL. *La Cure de Déchloruration*, 2ᵉ édit.
ZIMMERN. *La Fulguration.*
ZIMMERN et TURCHINI. *Courants de haute fréquence et d'Arsonvalisation.*

LES ACTUALITÉS MÉDICALES

Déséquilibre du Ventre et Névropathies consécutives

TRAITEMENT PAR LES AGENTS PHYSIQUES

PAR

Le Dr A. FRAIKIN

Ex-interne (médaille d'or) des hôpitaux,
Ancien chef de clinique à l'Université de Bordeaux,
Directeur de l'Institut physiothérapique d'Argelès-Gazost (Hautes-Pyrénées).

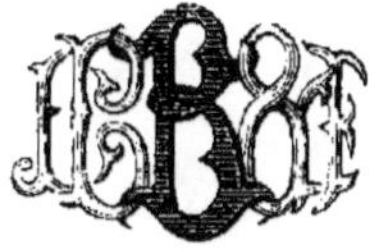

PARIS
LIBRAIRIE J.-B. BAILLIÈRE ET FILS
19, RUE HAUTEFEUILLE, 19

1914

DÉSÉQUILIBRE DU VENTRE

ET

NÉVROPATHIES CONSÉCUTIVES

AVANT-PROPOS

Le déséquilibre abdominal est encore mal connu, mal classé en clinique, et n'occupe pas dans le cadre nosologique la place qu'il mérite. Beaucoup de praticiens se contentent, quand ils observent des malades qui souffrent du ventre, sont dilatées de l'estomac, etc., de les considérer comme des « nerveuses », des dyspeptiques, sans plus. Et, pourtant, un examen approfondi leur permettrait souvent de dépister chez elles le déséquilibre du ventre et de les traiter en conséquence, souvent avec succès. C'est pourquoi il nous a paru utile, dans cette monographie, d'étudier le traitement du déséquilibre abdominal. Nous n'avons pas l'intention d'en décrire en détail la symptomatologie, ni la pathogénie. Nous renvoyons sur ce point aux travaux de Trastour, de Glénard, de Monteuuis, etc. Nous nous bornerons à en donner ici en résumé, d'après ces auteurs et d'après notre conception personnelle, ce qui est nécessaire pour la compréhension du *traitement*.

L'étude du traitement du déséquilibre abdominal et spécialement du traitement *physique* occupera donc la majeure partie de ce travail.

Définition. —On peut désigner, sous le nom de déséquilibre abdominal (1), un ensemble de symptômes fonctionnels et physiques causés par les troubles apportés dans la statique des organes abdominaux.

Il existe un déséquilibre du ventre avec insuffisance des parois musculaires qui limitent la cavité abdominale et ptose marquée des organes ; et un déséquilibre abdominal sans insuffisance manifeste des parois, avec ptose légère et par-

(1) Voy. les ouvrages de Trastour, Glénard, Monteuuis, F. Heckel, Sigaud.

tielle des viscères et troubles de la circulation et de l'innervation abdominales.

ÉTUDE PATHOGÉNIQUE ET RADIOLOGIQUE

Ces études étant d'ordre un peu spécial et technique, je ne les ai pas publiées ici. Aussi bien la place m'est-elle limitée. J'ai publié ailleurs (1) un travail détaillé, avec figures à l'appui, sur la pathogénie, l'anatomie et la physiologie pathologiques, la radiologie du déséquilibre abdominal. Ce travail constitue une sorte d'*Introduction* au présent volume. Je prie donc le lecteur de vouloir bien s'y reporter.

J'y ai étudié : la physiologie normale et pathologique de l'équilibre abdominal et son importance au point de vue des viscères abdominaux, et de l'organisme en général ; la différenciation des deux formes de déséquilibre : l'un pariétal (procédant de la paroi aux viscères); l'autre viscéral (procédant des viscères à la paroi) ; la division en déséquilibre total (pariétal et viscéral) et déséquilibre partiel (intéressant à des degrés plus ou moins marqués l'innervation et la circulation du ventre, tels ou tels viscères abdominaux) ; la pathogénie, complexe, de ces deux variétés (influence de la tare hépatique, des troubles de la chymification duodénale, de la stase alimentaire consécutive, de la constipation chronique, de la « décalibration » intestinale, des troubles nerveux) ; les troubles anatomiques, variés et progressifs, de chacun des organes, et le retentissement qu'ils ont les uns sur les autres) (cercles vicieux).

J'ai insisté, enfin, sur la pathogénie des divers troubles nerveux, d'ordre local, ou général, liés au déséquilibre ; amenés par : stase alimentaire ; fermentations secondaires ; auto-intoxications ; tiraillements des filets nerveux ; troubles des plexus nerveux avec leurs conséquences réflexes (cercle vicieux) sur les viscères abdominaux et sur l'état nerveux général ; troubles utéro-ovariens.

Au point de vue *radiologique*, après avoir résumé la radiologie (anatomie et physiologie) normale des viscères abdominaux, j'ai décrit, à l'aide des rayons X, l'aspect et le fonctionnement pathologiques des divers viscères dans les différents cas de déséquilibre.

Ces considérations radiologiques éclairent et expliquent logiquement bien des points de la clinique et du mode d'action des traitements dans le déséquilibre. Je ne puis qu'y renvoyer le lecteur.

(1) FRAIKIN, Déséquilibre du ventre. Étude pathogénique et radiologique (avec figures), in *Ve Congrès français de Physiothérapie*, Paris, 1914.

ÉTIOLOGIE

Le déséquilibre abdominal est très fréquent, à des degrés divers. Il l'est plus chez la femme (80 p. 100) que chez l'homme (vie sédentaire, abus du corset, mauvaise hygiène, négligence dans le fonctionnement intestinal, dislocations fréquentes dues à la grossesse,—surtout chez les femmes de la classe aisée, chez lesquelles le genre de vie habituel a amené l'atrophie musculaire ; fréquence des laparotomies) ; mais il existe aussi chez les hommes (20 p. 100), surtout chez ceux qui mènent une vie sédentaire : hommes à gros ventre, souvent (ce qui démontre qu'un gros ventre n'est nullement le signe d'une santé débordante) et ralentis de la nutrition ; obèses demeurés gras ou ayant rapidement maigri. Ou, au contraire, sujets maigres, mais malingres, peu musclés ; sujets dont, à cause de leur mauvais fonctionnement musculaire, la circulation veineuse se fait mal (variqueux, hémorroïdaires). Mais l'entéroptose se trouve aussi chez des sujets « sans ventre » : le plus souvent hépatiques et arthritiques.

Le corset abaisse et déforme l'estomac (Ziemmsen), ce qui contribue à la stase alimentaire et atrophie la paroi abdominale.

ÉTUDE CLINIQUE

A. — Déséquilibre total avec ptose pariétale.

Le type clinique le plus fréquent dans ce cas est le suivant :

Symptômes fonctionnels. — ...Femme qui a eu un ou plusieurs enfants. Elle a toujours eu, même étant jeune fille, une tendance à être une « nerveuse ». Embonpoint moyen, plutôt amaigrie. Figure un peu tirée, aspect fatigué, légèrement anémique ou bien teint plombé. Elle se plaint de souffrir des reins, d'avoir de la céphalée le matin au réveil. Elle éprouve depuis plus ou moins longtemps de la difficulté à travailler, à exécuter une besogne physique, même à marcher. La fatigue existe surtout le matin au lever et après le repas de midi. Elle s'essouffle facilement, sans qu'il n'y ait rien aux poumons ni au cœur. Elle a parfois de l'angoisse pseudo-cardiaque. Pas d'œdème des jambes. Pas d'albumine dans les urines. Elle ressent des bouffées de chaleur, parfois des vertiges (dus souvent, j'en suis persuadé, au tiraillement du plexus solaire), des troubles du sympathique analogues à ceux de la ménopause. Elle offre tous les signes subjectifs de la dyspepsie atonique avec hypoacidité. Elle tolère bien les repas copieux, à la condition de choisir ses mets et de supprimer les sauces. Deux heures après le repas, elle sent de la pesanteur épigastrique, puis des tiraillements de fausse faim. Mais l'appétit est excellent, du moins dans les premières périodes de la maladie. Elle supporte très mal le vin pur et le lait. Après les repas, elle éprouve du ballonnement de l'épigastre, avec tension douloureuse, tendance au sommeil, céphalée, lassitude, palpitations, dyspnée, bâillements (parésie du grand sympathique, excitation du pneumogastrique). Elle s'éveille régulièrement au milieu de la nuit, retrouvant difficilement son sommeil. Elle éprouve des douleurs parfois erratiques, parfois fixes, dans l'un ou l'autre hypocondre, surtout à droite. Elle ressent de la gène, de la pesanteur dans le petit bassin. La constipation existe à l'état constant, ou est interrompue par des débâcles diarrhéiques (avec coliques, surtout dans la région sous-hépatique). Parfois, quand la malade vient d'aller à la selle, elle ressent une douleur constrictive dans le flanc gauche, et qui est due au spasme de l'S iliaque. Il peut exister de l'entérite muco-membraneuse plus ou moins prononcée. Le décubitus dorsal droit soulage la malade. J'ai indiqué ailleurs pourquoi (Voy. *Radiologie*). Elle a des troubles menstruels (1), hémorragies, ou au contraire, aménorrhée. Douleurs utéro-annexielles à forme névralgique, sans type clinique vrai. L'amaigrissement s'est installé petit à petit, puis l'asthénie, et le moral commence à devenir mauvais. La malade est mûre pour la neurasthénie. Et celle-ci ne tardera pas à s'installer si on n'y porte remède.

Les entéroptosiques sont en effet presque toujours des nerveux : soit des nerveux sans étiquette bien spéciale (des émotifs, des irritables, des fatigables, des névralgiques à caractère changeant), soit des neurasthéniques vrais.

Suivant la prédominance de tel ou tel symptôme subjectif, on a distingué diverses formes cliniques de l'entéroptose. Nommons-les simplement : la forme asthénique, la forme extasique (par effort, à début franchement aigu), la forme dyspeptique, la forme névropathique, la forme neurasthénique.

Le plexus solaire étant formé par le pneumogastrique et le sympathique, on conçoit qu'il peut y avoir, comme je l'indiquais plus haut, prédominance de troubles sympathiques ou de troubles pneumogastriques : type vago-tonique (pâleur, ralentissement du pouls, diminution de la tension artérielle,

(1) On n'oubliera pas, du reste, que ces malades sont souvent des fausses utérines. Voy. ALB. ROBIN et DALCHÉ, Traitement médical des maladies des femmes. — Voy. FRAIKIN, L'ovarite scléro-kystique (1 vol. 1899).

nausées, hyperchlorhydrie, constipation, dyspnée, fausse angine de poitrine); et type sympathico-tonique (rougeur du visage, tachycardie, hypertension artérielle, atonie gastrique, diarrhée). Division trop tranchée, à mon avis.

Les troubles vaso-moteurs sont fréquents : bourdonnements d'oreille, vertiges, transpiration.

Examen physique. — Examinons la malade dont nous parlions.

Desfosses décrit ainsi l'aspect général (1) : « La poitrine est longue et étroite; les côtes inférieures ont une direction qui s'approche plus ou moins de la verticale; l'angle épigastrique est aigu; la colonne lombaire se creuse en lordose; le ventre proémine en avant. La caractéristique de l'attitude générale est l'étroitesse de l'abdomen supérieur, l'aplatissement du thorax coïncidant avec le gonflement de l'abdomen inférieur, qui, par relâchement, est pour ainsi dire bulbeux. »

Notre attention est attirée du côté de l'appareil digestif.

La langue est à peine saburrale au niveau du V lingual. Mais l'haleine est fétide.

L'exploration profonde de l'abdomen est des plus faciles, car le ventre est mou, sans résistance. « Tout tombe. » La paroi abdominale, ridée, est flasque; on la tord parfois dans la main « en chiffon ». Il y a peu ou même il semble qu'il n'y ait plus de muscles. La masse intestinale s'étale dans les flancs. Le ventre semble vide en partie. La palpation révèle des points douloureux (par tiraillement des ligaments soutenant l'intestin ou par irritation digestive, constipation). La douleur siège surtout dans le flanc droit et autour et au-dessus de l'ombilic ; on la décèle également à l'angle spléno-colique. A l'exploration profonde, on a la sensation de ventre creux, de réduction de la masse intestinale (due à l'entéro-sténose). Le rétrécissement porte sur le côlon transverse, sur le cæcum, sur l'S iliaque. En appuyant les doigts immédiatement au niveau ou au-dessous de l'ombilic et en faisant respirer la malade, on sent monter et descendre la corde colique transverse ; en la tirant en bas, elle résiste, puis échappe aux doigts et remonte en donnant une sensation de ressaut. On sent nettement les battements épigastriques de l'aorte, qui sont transmis par la masse dure du côlon rétracté (tandis qu'à l'état normal il empêche par son volume de les percevoir). Dans le flanc gauche, on sent le cordon formé par l'S iliaque rétrécie. Le cæcum, lui, resserré et rénitent, donne à droite la sensation d'un boudin. D'autres fois, au contraire, il est dilaté et flasque. L'intestin grêle est à peu près normal, parfois un peu dilaté ici, resserré là. L'estomac est normal ou parfois

(1) *Presse médicale*, 1913.

nettement dilaté, ne sachant plus se vider. Il est douloureux à la pression. Il peut être surtout ptosé, cette ptose en imposant à tort pour une dilatation. On s'en rend compte en faisant l'examen de la malade, d'abord dans la position horizontale, puis dans la position debout. Un examen clinique du ventre, en effet, pour être complet et utile, doit être fait dans ces deux positions. Si l'étude de l'estomac est difficile, « flou », par la palpation et la percussion, on aura soin de faire absorber un peu d'eau à la malade. Enfin, s'il y a lieu, on aura recours à la radioscopie.

Cette douleur de la région gastrique mérite qu'on s'y arrête, Parfois elle a son siège dans l'estomac même. Souvent, aussi, elle est nettement extragastrique. L'estomac est loin d'avoir la forme classique décrite autrefois (Voy. *Radiographie*). L'estomac, chez un sujet debout, a la forme d'un J majuscule. Les bords gauche et droit sont situés en dehors et à gauche de la colonne vertébrale. Seule la région pylorique et la petite courbure (le crochet du J) sont au niveau des vertèbres lombaires. Or on peut déterminer un point douloureux sur la ligne médiane, au-dessus et en dehors du pylore, en dehors également du còlon, sur une ligne rejoignant les neuvièmes côtes, exactement au niveau de la première vertèbre lombaire (comme le démontre le contrôle radioscopique). Ce point douloureux est constitué par le plexus solaire. J'y attache une grande importance au point de vue clinique et aussi au point de vue thérapeutique (Voy. *Galvanisation*). Si on examine le même sujet couché, on peut ne plus retrouver le point douloureux, ou du moins la sensibilité en est très atténuée. Cela est dû à ce que l'estomac, remontant, vient recouvrir le plexus, et s'interpose entre la main exploratrice et lui. De même si, lorsque le sujet est debout, nous relevons l'estomac avec la main qui effectue le palper, de manière à recouvrir avec le viscère le plexus nerveux (pour cela, le médecin doit se placer derrière la malade, l'entourant de ses bras, et appliquant ses deux mains à plat sur la région abdominale), on constate que ce palper est bien moins douloureux que précédemment. On a donc là un signe clinique intéressant, controlable par la radioscopie, et qui permet de déceler la sensibilité du plexus solaire, et de la différencier de la sensibilité gastrique ; car la même manœuvre, au contraire, augmente la douleur gastrique. Cette diminution de la douleur solaire due au relèvement de l'estomac, et qui s'explique par ce double fait que les tiraillements mécaniques des nerfs cessent, et que l'estomac vient recouvrir le plexus, nous montre le mode d'efficacité des ceintures.

Du côté du foie, on le trouve abaissé, sensible, peu hypertrophié ; parfois allongé transversalement.

Le rein droit est en chute. On reconnaît cette néphroptose, si fréquente et parfois si douloureuse, par la palpation néphroleptique (Glénard).

Si nous pouvons faire un examen des selles (et l'on sait que la coprologie clinique est de plus en plus, à très juste titre, à l'ordre du jour), nous les trouverons scybaliques ou rubanées, même accompagnées de glaires ou de membranes. Quand la malade a des débâcles, elles sont formées par un flot séreux entraînant des matières dures, pralinées ou à moitié ramollies, glaireuses. Il pourra être nécessaire, dans certains cas, de faire un examen complet — macroscopique, microscopique et chimique — des matières fécales. Celui-ci démontrera le degré de digestibilité des diverses variétés d'aliments.

A l'examen génital, nous pouvons trouver une ptose utéro-ovarienne, avec déviation utérine. Les troubles génitaux fonctionnels des déséquilibrés présentent, comme la plupart des signes cliniques observés chez ces malades, une discordance avec l'état physique. Elles se plaignent de vives douleurs, dans le petit bassin, dans les reins, dans le périnée, dans les cuisses. A l'examen, on trouve parfois un utérus un peu gros, ou légèrement dévié, parfois très mobile, parfois peu mobile, des ovaires un peu gros et légèrement prolabés; plus rarement un faible degré de métrite. Du côté du périnée, on constate souvent de la chute du plancher et de la chute des parois vaginales : insuffisance périnéale plus ou moins marquée. C'est tout. Et pourtant elles souffrent; qu'on qualifie ces douleurs de névralgies pelviennes, qu'elles soient dues à de petits ovaires kystiques, ces douleurs n'en existent pas moins, rendant la vie intolérable à ces malades; douleurs causées le plus souvent par la congestion ou l'œdème ancien des organes du petit bassin. Y a-t-il lésion des filets nerveux? Peut-être. J'ai envisagé cette hypothèse dans mon travail sur *l'Ovarite scléro-kystique* (1), sans pouvoir la trancher par l'affirmative.

Macrez a étudié les rapports qui existent entre les troubles de la tonicité utéro-pelvienne et les phénomènes douloureux. On trouvera dans son intéressant travail des aperçus nouveaux et originaux sur le diagnostic de ce syndrome (examen abdominal, vaginal, bimanuel, exploration de l'orifice interne du col), et sur son traitement (massage, électricité, cures thermales) (Voy. *Presse médicale*, 10 janvier 1914).

Ces phénomènes congestifs peuvent entraîner, comme l'ont bien vu Stapfer, puis Monteuuis, un état douloureux presque permanent du petit bassin. En effet, chez la femme normale, la congestion menstruelle commence huit jours

(1) Un vol. in-8, 300 pages, 1899.

avant les règles : molimen physiologique. Il y en a un autre qui précède de trois ou quatre jours le milieu du mois. Chez les déséquilibrées, avec troubles utéro-ovariens, le deuxième, commençant huit jours après le début des règles, et survenant quand le molimen physiologique est à peine terminé, peut être très marqué. Il se traduit soit par une nouvelle hémorragie, soit plutôt par de la leucorrhée. Ce qui fait que la femme est tourmentée vingt jours par mois par ses règles : ces troubles congestifs la fatiguent, l'énervent, la font souffrir localement, aggravent par voie réflexe les accidents nerveux, influent sur son psychisme, rendent son caractère irritable, etc. (Voir sur ce point l'étude si intéressante de Stapfer sur *les Vagues utéro-ovariennes*).

Pendant que notre malade est debout, observons la configuration extérieure de l'abdomen. Au repos, d'abord : la masse intestinale proémine en avant et en bas. Prions la malade de contracter ses muscles abdominaux : cette contraction est presque nulle, vraiment insuffisante; elle remonte trop peu les organes. Et la tonicité musculaire permanente est abolie.

Il nous reste à faire un examen qui sera souvent démonstratif : l'épreuve (et la contre-épreuve) de la sangle. Si, un peu avant le repas, ou même à tout autre moment, on relève et si on soutient l'intestin par une ceinture abdominale qui soulève l'hypogastre de bas en haut, les symptômes : tiraillements, pesanteur, fausse faim, la faiblesse générale, la fatigue disparaissent assez rapidement, brusquement ou en quelques heures. Ils reparaissent si on enlève la ceinture.

Cette épreuve clinique peut être faite avec les mains, en se mettant derrière la malade et en relevant et soutenant avec les deux mains, placées sur les flancs, le paquet intestinal. Cette même manœuvre permet d'apprécier la valeur de la tension abdominale.

***

L'analyse très complète des urines est indispensable. On y recherchera, notamment, les signes de l'insuffisance hépatique (modifications du coefficient azoturique, etc.).

***

... Bref, cette femme est une « entéroptosique », une déséquilibrée du ventre, doublée d'une tare nerveuse héréditaire ou acquise.

C'est là le tableau complet.

Mais il s'en faut de beaucoup qu'il soit toujours absolument vrai. Il varie suivant la période de la maladie, suivant la prédominance de telle ou telle forme. C'est ce qui explique que la maladie est souvent méconnue ; que l'on pose à tort le diagnostic simple de dilatation d'estomac, de neurasthénie, etc. Il faut savoir, d'ailleurs, que l'épreuve de la sangle ne donne pas toujours un résultat aussi net. Néanmoins, elle soulage toujours, et il ne faut jamais la négliger.

On doit donc arriver à poser le diagnostic de l'entéroptose, car ces malades, qui ont souvent couru vainement de médecin en médecin, quêtant un traitement à leurs maux, ne sont pas des incurables, mais peuvent (surtout si on intervient avant la dernière période) être notablement soulagées.

B. — Déséquilibre abdominal sans ptose pariétale.

En opposition avec le type précédent, il n'est pas rare d'être consulté pour des troubles fonctionnels analogues par des jeunes femmes n'ayant jamais eu d'enfants, par des jeunes filles, voire par des hommes même jeunes dont, à un examen superficiel, la paroi abdominale semble avoir conservé son intégrité fonctionnelle. Il faut répéter en effet que le déséquilibre n'est pas spécial aux femmes. Sur 100 cas, on trouve environ 80 femmes pour 20 hommes (Glénard).

Ces malades sont caractérisés, au point de vue pathogénique, soit par l'insuffisance fonctionnelle des parois musculaires qui limitent la cavité abdominale, sans qu'il y ait chute de ces parois, du moins chute appréciable ; soit par la ptose viscérale et l'insuffisance fonctionnelle des organes, sans qu'il y ait trouble des parois. Ce que j'ai dit ailleurs en étudiant la pathogénie montre la possibilité de ces divers stades. Il ne faut pas apprécier l'activité fonctionnelle des parois abdominales uniquement d'après l'état de vigueur ou d'atonie des muscles, mais par la façon dont elles remplissent leurs fonctions complexes d'auxiliaires des organes splanchniques. Répétons ici que les parois ont un triple rôle d'équilibration, de brassage et de décongestion des organes abdominaux. Et rappelons-nous, aussi, le rôle joué dans l'équilibre abdominal par l'élément nerveux (plexus abdominaux) et circulatoire. Il n'y a pas seulement, quand les parois sont déficientes, insuffisance fonctionnelle musculaire, il y a insuffisance abdominale.

Chez ces malades, le début de la déséquilibration se caractérise par des phénomènes dyspeptiques : dyspepsie atonique, d'emblée, ou succédant quelquefois à la dyspepsie hypersthénique. Souvent il y a de l'hypochlorhydrie avec douleurs gastriques tenaces, variables comme apparition, comme durée, véritablement déconcertantes. Nous retrouverons ici nombre des symptômes décrits chez l'entéroptosique : tolérance pour les repas copieux dont on choisit les mets et dont on écarte les sauces ; sensation de pesanteur gastrique deux heures après les repas, puis tiraillements de fausse faim, appétit bien conservé, douleurs erratiques ou fixées aux hypocondres et au creux épigastrique, soulagées par le décubitus horizontal. La constipation est la règle absolue. Si la contracture ou la décalibration (Glénard) siège dans le rectum, les matières seront rubanées. Les troubles hépatiques sont fréquents. On peut observer de l'entérite muco-membraneuse, de la colite chronique. Les malades se plaignent de faiblesse, d'endolorissement des reins lorsqu'elles enlèvent leur corset, alors qu'elles se sentent plus fortes lorsqu'elles serrent fortement celui-ci. Puis surviennent les troubles nerveux (asthénie, douleurs diverses) entretenus par l'hyperexcitabilité maladive, l'auto-intoxication, la fatigue, les tiraillements du plexus solaire résultant du ballottement et de la chute des organes (ce qui explique pourquoi les malades éprouvent du soulagement dans la position horizontale). Elles présentent le tableau de la symptomatologie asthénique. Elles se plaignent habituellement de douleurs dans les reins et dans les jambes.

Ces malades présentent fréquemment des troubles utérins ; elles souffrent une huitaine de jours avant les règles, sont soulagées pendant la menstruation, puis recommencent à souffrir durant une huitaine de jours : troubles utérins que le traitement local ne réussit pas à guérir. Tous ces troubles, traités logiquement et méthodiquement, guérissent. Sinon, la malade arrive à la forme névropathique et continue à souffrir toute son existence.

Les déséquilibrés ont fréquemment des troubles fonctionnels du côté du cœur, et du plexus nerveux cardiaque, surtout après les repas : palpitations, gêne, douleurs diverses rétro-sternales, oppression, pesanteur précardiaque, pincements, griffe, même arythmie. Ces troubles reconnaissent plusieurs origines : *a.* soit la dilatation de l'estomac, dont la grosse tubérosité remonte, soulevant le diaphragme gauche, et refoulant le cœur (cela est encore plus manifeste chez les malades qui ont de l'aérophagie, et dont la poche à air, pour parler radiologiquement, est très volumineuse) ; *b.* soit une origine réflexe, par troubles du plexus solaire ; *c.* soit un étirement du cœur et surtout du pédicule des gros vaisseaux, occasionnant le tiraillement consécutif du plexus nerveux cardiaque et la gêne du fonctionnement du système nerveux du cœur, en même temps que la gêne mécanique de la circulation (que l'on peut rapprocher, par analogie, de la gêne de la circulation alimentaire dans le duodénum étiré). Cet étirement, cet allongement du cœur et des gros vaisseaux, avec abaissement, je l'ai constaté radiologiquement. Il est rare, mais très frappant.

Il se voit chez les grands déséquilibrés, avec ptose très prononcée des viscères abdominaux entraînant en bas le diaphragme et le cœur avec lui.

La pression artérielle est variable; je l'ai trouvée souvent abaissée.

Le diagnostic est, on le conçoit, moins facile que dans l'entéroptose vraie.

Ici, l'examen doit être encore plus détaillé, plus approfondi.

L'estomac de la déséquilibrée subit au début de la digestion une phase d'hyperexcitation à laquelle succède une phase d'atonie. Sous l'influence de l'hyperacidité, le pylore se contracte. Il ne s'ouvre que lorsque l'acidité diminue, d'où le séjour prolongé des aliments dans l'estomac, la stase, les fermentations organiques. Le spasme du pylore, d'autres fois, est causé par les troubles de la sécrétion hépatique et le défaut d'alcalinisation du chyme duodénal, comme je l'ai indiqué ailleurs (Voy. *Radiologie*).

Le spasme pylorique se révèle peu après le début de la digestion. La malade a un « poids » sur l'estomac. Il est fréquent de trouver de la dilatation de cet organe (syndrome pylorique). La contracture s'étend souvent à l'intestin, donnant lieu aux phénomènes de corde, déjà étudiés pour l'entéroptose. On trouve parfois des pseudo-tumeurs fantômes (1) chez les déséquilibrés du ventre ; la contracture, la décalibration pour reprendre un mot très exact, tient la première place dans la pathogénie des troubles digestifs. L'atonie est secondaire. Si la contracture gagne le rectum, les selles sont rubanées.

Les contractures de l'intestin, surtout du côlon, sont appréciables par la palpation attentive, et surtout prolongée, lente et douce du ventre, en position debout, puis en position couchée. Ce palper prolongé exécutant un véritable massage, on les sent au bout d'un moment fondre sous les doigts. Au contraire, quand il y a décalibration stable, l'état reste le même. Les contractures intestinales coïncident parfois avec des crises pénibles de constipation glaireuse. L'entérocolite chronique peut s'accompagner d'appendicite chronique. Il faudra toujours y penser et la rechercher.

On se rend compte par cet examen de la mollesse de la paroi, de la sensation de vide que donne l'abdomen. Cependant ce signe n'est pas pathognomonique. Il peut se rencontrer chez bien des femmes — surtout ayant eu plusieurs grossesses —

(1) Voy. notre communication (*Congrès de physiothérapie*, Paris, mars-avril 1910), sur « Un cas de pseudo-tumeur spasmodique de l'intestin » (avec le Dr DE CARDENAL).

qui ne sont nullement déséquilibrées. Il faut qu'il s'accompagne des autres signes. D'autre part, ainsi que je l'ai déjà dit, il peut faire défaut, ou être masqué par la tonicité de la paroi, les malades ayant du déséquilibre splanchnique, mais pas de relâchement pariétal.

Une recherche très importante, ici encore, est l'épreuve et la contre-épreuve de la sangle. Elle n'est pas, cependant, aussi décisive que dans l'entéroptose. Il faut la pratiquer avec une vraie sangle, que la malade portera quelque temps.

Il sera souvent nécessaire, pour affirmer le diagnostic, de recourir à la radiologie. Elle montrera l'état anatomique de l'estomac, de l'intestin et leur fonctionnement. On s'aidera aussi des autres procédés de laboratoire : étude du chimisme gastrique, étude coprologique.

***

Comme le dit très bien Monteuuis, il n'y a pas de vrai signe pathognomonique de la déséquilibration sans ptose. C'est sur un ensemble symptomatique qu'il faut asseoir son diagnostic, en s'inspirant des théories pathogéniques.

Beaucoup même diront, devant l'énumération de symptômes dont beaucoup sont assez vagues, communs même à d'autres maladies : « Mais alors, toutes les femmes malades, toutes les nerveuses, du moins, sont des déséquilibrées du ventre ! » Nullement. Toutes les nerveuses ne sont pas des déséquilibrées ; mais la déséquilibration existe même en dehors de l'entéroptose vraie. Et pour peu qu'on veuille se donner la peine de la chercher, on la trouvera plus fréquente qu'on ne le pense. Le diagnostic en est délicat. Pour le poser, il faut constater l'ensemble symptomatique, le *syndrome* que nous avons énuméré. On ne négligera pas, au reste, de s'aider de l'étude coprologique et de l'examen radiologique. On n'arrivera au diagnostic que par une étude très attentive du malade, au double point de vue fonctionnel et clinique. Souvent ce sont des nuances cliniques (qui passent inaperçues à un examen superficiel), qui mettront sur la bonne voie. Il faut souvent attendre, pour affirmer le diagnostic, d'avoir institué pendant plusieurs jours l'épreuve de la sangle et même le traitement complet. S'il donne de bons résultats, tous les doutes seront levés. Si, au contraire, il ne survient pas d'amélioration, si même l'état s'aggrave, cela ne prouvera pas, cependant, qu'il n'y a pas déséquilibration.

En effet, quand le cas est avancé (déséquilibre total ou partiel), la sangle ne peut avoir la prétention absolue de remplacer complètement les muscles de la paroi, ni les ligaments péritonéaux, dans leur multiple rôle de soutien, de brassage, de circulation. Chez les malades anciens, les troubles fonctionnels splanchniques, circulatoires, nerveux, sont profondément ancrés. Ce serait trop exiger d'une ceinture que de lui demander de remettre d'aplomb du coup toutes ces déficiences. En outre, les désordres généraux peuvent être très marqués (complications à distance par voie réflexe, neurasthénie, etc.). Ce serait là un miracle anatomo-physiologique. Et ceci nous démontre combien il est indispensable de faire un diagnostic précoce et d'intervenir le plus tôt possible : de ne pas attendre, en tout cas, que les malades soient devenues des infirmes, des incurables. Ceci nous démontre aussi la nécessité d'un traitement multiple, complexe, agissant sur les divers facteurs anatomiques, sur les divers groupements de symptômes.

Il faut s'aider, enfin, pour le diagnostic, de la connaissance précise du terrain de la malade, rechercher l'insuffisance hépatique non pas seulement pendant l'état actuel (par l'examen détaillé des urines, l'étude des divers coefficients), mais aussi pendant sa vie passée (par exemple, dans l'enfance, par les signes que Comby a décrits sous le nom d'arthritisme chez les enfants : vomissement cyclique, céphalée périodique, migraine simple ou paroxystique, fièvre arthritique).

***

J'estime donc que le clinicien attentif reconnaîtra que très souvent telles dyspepsies neuro-motrices, entéro-colites, insuffisances hépatiques ou rénales, affections utéro-ovariennes, etc., sont liées à un état de déséquilibre abdominal : déséquilibre musculaire, nerveux ou vasculaire.

Aussi bien, il faut remarquer une fois encore qu'il s'établit avec la plus grande facilité un véritable cercle vicieux. Par exemple, tel névropathe, tel neurasthénique localisera les poussées de sa névrose sur son point faible abdominal (crises de dyspepsie, d'entéro-colite, etc.). Cette affection splanchnique causera petit à petit le déséquilibre du ventre, d'après la physiologie pathologique que j'ai étudiée ailleurs : modifications du sac musculaire interne entraînant des modifications du sac musculaire externe ; troubles de la circulation sanguine portale ou cave inférieure ; troubles du fonctionnement des plexus et ganglions nerveux abdominaux. Et, à son tour, par contre-coup, ce déséquilibre abdominal compliquera l'état névropathique antérieur qui l'a causé et entretiendra la névrose. Si bien qu'il sera souvent difficile, dans ces cas particuliers, de savoir ce qui a commencé : de la neurasthénie, trouble général ; ou du déséquilibre ventral, trouble local. Mais fréquemment on améliorera la neurasthénie en sachant dépister le déséquilibre abdominal concomitant et en le traitant.

THÉRAPEUTIQUE

HYGIÈNE PRÉVENTIVE

L'alimentation habituelle ne doit pas être trop exclusivement carnée. Nous mangeons trop, et trop de viande. Usons davantage des végétaux. Ne mangeons, au besoin, de la viande qu'au repas de midi. Ayons des repas réguliers. Évitons ces goûters, ces lunchs, ces five o'clock, qui dérangent l'ordre naturel des repas et où l'on se gave de pâtisseries indigestes, de sucreries, de chocolat et de boissons excitantes. Ayons aux repas une alimentation variée et ne délaissons pas les fruits et les légumes. Buvons peu aux repas. Il serait même logique de ne boire qu'entre les repas. Les liquides diluent le suc gastrique, en affaiblissent l'action. Ils surchargent par leur volume l'estomac, déjà empli par les aliments solides. Mangeons du pain en quantité modérée : on a tendance à en manger trop. I forme éponge. Forçons plutôt sur les pommes de terre, aliment excellent, nutritif, diurétique, anti-arthritique parfait. Mangeons lentement, mastiquons soigneusement.

Faisons faire aux jeunes filles, aux femmes, l'exercice nécessaire. C'est un mauvais service à leur rendre (Lagrange) que de les empêcher de se livrer à des mouvements de force, ou de course, ou aux travaux du ménage. La femme a besoin d'exercer ses muscles tout comme l'homme. Or, l'éducation des jeunes filles les laisse s'atrophier. C'est elle qui, en grande partie, fait de tant de jeunes filles des aménorrhéiques et des leucorrhéiques. Nos aïeules étaient des sédentaires et considéraient que toute femme qui faisait du sport se masculinisait. Aujourd'hui, les jeunes filles sont beaucoup plus sportives, et il faut les en féliciter.

Sachons imiter sur ce point les Anglo-Saxons. C'est dire combien nous approuvons, pour la jeune fille bien portante, les jeux et les sports : grâces, raquettes, corde à sauter, cerceau, volant, balle, croquet, tennis, golf, bicyclette, cheval, danse, sports d'hiver, jardinage. On n'oubliera pas, du reste, que la marche est encore le meilleur des exercices. C'est dire aussi combien nous estimons utile de faire chaque jour au lever quelques mouvements de gymnastique. Cette pratique de gymnastique matinale devrait entrer dans les habitudes de tous et de toutes. Cela n'enlèverait rien au charme féminin, l'esthétique même gagnerait à ce développement normal de la musculature, qui augmente, quand il est bien dirigé, la grâce et la souplesse. Ce qui frappe, chez la femme moderne, c'est la faiblesse de la sangle abdominale. Les jeunes filles y gagneraient un meilleur fonctionnement des organes digestifs et génitaux. Plus tard, devenues femmes, elles auraient de meilleures grossesses, de meilleurs accouchements. Leurs qualités intellectuelles et morales, elles-mêmes, s'en ressentiraient. Cela diminuerait certaines sensibleries, certaines mièvreries, sans nuire au sentiment, faisant des femmes plus fortes, plus aptes à la lutte vitale. Quelques instants donnés chaque jour à l'exercice n'empêchent pas d'être une charmante jeune fille, une bonne épouse, une bonne mère : au contraire. Cela ne nuirait en rien aux arts d'agrément, ni aux travaux ménagers. Pantagruel, dans sa si judicieuse lettre à Gargantua, avait prévu, à côté de l'éducation intellectuelle, les exercices du corps. Il y a temps pour tout quand on sait s'organiser.

Quant aux exercices à pratiquer, il faut choisir les plus simples, afin que les enfants, les jeunes filles, n'aient pas le prétexte facile de la difficulté, ou de la trop longue durée, pour s'en abstenir. Ces exercices doivent développer les fonctions respiratoire et circulatoire, la statique de la colonne vertébrale, la musculature des membres, du bassin, du périnée, de l'abdomen, faire un « corset de muscles ». On choisira à cet effet les mouvements opportuns parmi ceux décrits plus loin (Voy. *Cinésithérapie*) (1).

Il faut procéder avec progression et méthode. Les mouvements seront exécutés lentement, largement, avec toute l'attention requise, et non pas à la hâte, comme on se débarrasserait d'une corvée. Les mouvements seront répétés d'abord 3 fois chacun; puis 4 fois, etc. On y consacrera chaque matin cinq, puis dix ou quinze minutes; pas plus. La plupart des enfants ne savent pas respirer. Ils ont une respiration insuffisante, non seulement des sommets, mais aussi des bases. On s'en rend très bien compte quand on les étudie en série, par l'auscultation, par les mensurations (cyrtométrie, spirométrie). Et on est étonné en voyant les résultats obtenus par une gymnastique régulière. On aura donc soin d'enseigner aux fillettes la respiration normale qu'elles mettront en pratique dans ces séances.

On le voit, ces exercices ne nécessitent aucun appareil. Ils ne demandent qu'une perte de temps très minime (si tant est que l'on puisse appeler cela du temps perdu!). Afin de les bien connaître, les jeunes gens auraient avantage à les apprendre dans des établissements spéciaux, dont ils suivraient les cours pendant quelque temps. Il serait nécessaire que la gymnastique rationnelle fût enseignée dans les insti-

(1) Voy. l'étude de Danjou, L'éducation physique de la femme (*Congrès de l'éducation physique*, Paris, 1913).

tutions, pensions, lycées, collèges. J'entends la bonne et saine gymnastique, fondée sur la physiologie musculaire et organique, et non ces mouvements aux agrès qu'on a enseignés pendant trop longtemps, et qui, relevant plutôt de l'acrobatie, étaient inutiles, parfois nuisibles. Les muscles du tronc sont les auxiliaires des organes internes auxquels ils correspondent. Voilà leur fonction principale. En les mettant en jeu, il faut chercher non à obtenir des muscles volumineux et puissants pour eux-mêmes, mais à fortifier les organes dont ils sont les auxiliaires naturels (Heckel). J'ai souvent, pour ma part, défendu ces idées, et j'estime que l'on ne saurait trop les répandre. Les quelques minutes de gymnastique quotidienne que je préconise devraient entrer dans le programme de tous les pensionnats. Elle devrait être fixée par le médecin et dirigée par un ou une gymnaste indiqué par lui. Je sais qu'il faudra lutter longtemps encore contre l'inertie ou le mauvais vouloir pour faire triompher ces idées de culture physique. Mais on doit y arriver avec de la persévérance. Nous l'avons pour notre part obtenu dans quelques collèges, et nous n'avons qu'à nous en louer. On ne se doute pas, en général, de tout ce qu'on peut obtenir par une gymnastique courte mais quotidienne. La sangle abdominale se fortifie, la constipation disparaît, la menstruation devient moins douloureuse et se régularise. Parallèlement à ces modifications du côté de l'abdomen, on en constate d'autres et non des moins importantes du côté du thorax. Ces considérations sortant un peu de notre sujet actuel, nous renvoyons à notre étude sur la *Culture physique des adolescents affaiblis* (1).

Il va de soi que l'exercice doit être soigneusement dosé suivant la résistance de chacun et précédé d'un examen médical attentif. Mais précisément la gymnastique de plancher sans appareils permet tous les dosages, toutes les graduations. Et c'est au médecin de famille à donner ses conseils à ce sujet.

Autant que possible, la gymnastique matinale ne sera jamais faite en salle close. On la fera dans une chambre dont la fenêtre sera ouverte, ou tout au moins dont l'air aura été renouvelé.

Lorsque la femme est enceinte, sachons lui conseiller un exercice régulier pendant toute sa grossesse. Elle n'en accouchera que mieux. Il est bon qu'elle porte une ceinture de soutien, du type des ceintures dites de grossesse. Quand elle a accouché, occupons-nous de sa paroi abdominale : en appliquant, cette fois encore, une bonne ceinture, en lui faisant faire un peu de massage du ventre. Puis, une fois levée, en lui faisant pratiquer quelques exercices abdominaux.

La femme ne sait pas aller à la garde-robe. Elle néglige

(1) *IIIe Congrès international de physiothérapie*, Paris, 1910.

cette fonction, par incurie naturelle, par mauvaise compréhension des exigences de la civilisation. « Elle n'y pense pas. » Voilà une phrase que le médecin entend bien souvent. Sans doute sont-ce là des détails trop vulgaires pour l'idéal féminin... Et, comme dit le fabuliste, « nous savons sur ce point beaucoup d'hommes qui sont femmes... ». Apprenons donc aux enfants, aux jeunes filles l'éducation de l'intestin. Nous leur rendrons là un signalé service. Apprenons-leur, suivant les préceptes de Trousseau, à se présenter tous les jours, à la même heure, à la garde-robe et à s'y présenter avec la volonté d'obtenir un résultat, et non pas par « acquit de conscience ». Je suis persuadé que nombre de femmes sont devenues des constipées parce que, pendant leur jeunesse, elles n'ont pas voulu répondre à « l'appel » de l'intestin, obéir au besoin de la défécation, et ont donné, peu à peu, des mauvaises habitudes à leur intestin.

Abordons, maintenant, la question du corset. Il faut une singulière audace pour en demander la suppression. Beaucoup de confrères la réclament. Ont-ils, au fond d'eux-mêmes, la conviction de réussir? Nous ne le pensons pas. Nous les croyons assez perspicaces pour ne pas se faire beaucoup d'illusions sur ce point. De tout temps, depuis tant de mille ans qu'il y a des femmes, et qui veulent plaire, elles ont eu recours à cet artifice de toilette. Les archéologues nous apprennent que le corset existait plus de trois mille ans avant notre ère (1).

Soyons donc plus sages, et pour obtenir un peu ne demandons pas trop. Nous recommandons beaucoup chez les jeunes filles et nous obtenons assez facilement le port d'une ceinture, plus ou moins large, prenant la taille sans la comprimer. Quand cela est nécessaire, elles y ajoutent un soutien-gorge, une brassière. Chez les femmes, lorsqu'elles trouvent insuffisante cette petite ceinture, nous conseillons — non pas certes le corset droit actuel, qui est aussi mauvais que l'ancien ; qui, s'il laisse libre une plus grande partie du thorax, ne soutient pas le ventre, mais le comprime ; qui refoule tissus adipeux et organes abdominaux, les forçant à se loger là où ils peuvent — mais le corset-maillot sans baleines, en tissu élastique tressé ou en tricot ajouré, qui prend les hanches et remonte jusqu'à la taille en prenant et soutenant l'abdomen dont il suit la forme physiologique.

Je dois reconnaître, cependant (n'étant pas homme de parti pris), que certains corsets sont bien faits, avec des baleines souples, prenant le ventre depuis le pubis, épousant et respec-

(1) Par exemple, en Crète, au siècle du roi Minos. On peut voir au musée de Candie, où l'on garde les richesses archéologiques extraites de Cnossos, des corsets droits, analogues à ceux d'aujourd'hui.

tant sa forme sans la comprimer : vrais corsets de maintien. Ceux-là peuvent être qualifiés d'hygiéniques. Ils n'obéissent pas aux ridicules lois de la mode, qui tantôt suppriment le ventre, tantôt l'accentuent (sans se préoccuper le moins du monde de la place qu'y doivent physiologiquement occuper les organes qu'il contient), suivant qu'il a plu à tel ou tel couturier en renom de décréter que le ventre ou la croupe étaient, cette saison-là, bien ou mal portés! J'ai la faiblesse de croire que la question du corset ne doit dépendre ni du couturier, ni de la mode, mais du médecin. J'estime que le médecin devrait être consulté sur le choix du corset, et qu'on ne devrait commander tel nouveau modèle de corset qu'après avoir pris son avis.

TRAITEMENT PHYSIQUE

Il faut bien convenir que, chez ces malades, ces « chroniques », le traitement médicamenteux offre peu de ressources. Tant que le diagnostic exact — et le traitement qui en découle — n'a pas été posé, on n'obtiendra pas de guérison ni d'amélioration durable. Parfois un remède les soulage, mais cette amélioration n'est que momentanée. Ce n'est pas à dire, toutefois, que l'on doive absolument bannir la thérapeutique pharmaceutique. Il est bon de s'aider de tels ou tels médicaments. Et nous étudierons plus loin ce point de la question. Mais je crois que cette thérapeutique est, en l'occurrence, secondaire.

Ce qu'il faut, avant tout, à ces malades, c'est un *traitement physique*. Il en guérira certains ; il améliorera les autres. Mais ce traitement physique, on doit l'entendre au sens le plus large du mot.

Il faut rétablir l'équilibre, en agissant à la fois sur les dispositions musculaires du sac externe (gymnastique, massage, ceintures) et sur les dispositions musculaires du sac interne. On favorisera le fonctionnement et la nutrition des organes splanchniques ; on s'efforcera de rétablir directement la position normale des viscères les uns par rapport aux autres, d'agir sur les moyens de soutien péritonéaux par des massages appropriés : on ouvrira « les écluses de la circulation de retour » (Bourcard) ; on facilitera la progression du sang en avant, on luttera contre les stases par les massages, les vibrations, la cinésithérapie, l'hydrothérapie, etc. On mettra en œuvre, simultanément, ou alternativement, en se guidant, pour le choix de tel ou tel agent, sur les indications pathogéniques et cliniques, les divers moyens physiques, que nous allons successivement passer en revue.

MOYENS DE CONTENTION. — CEINTURES ABDOMINALES

Il sera bon que la malade garde souvent la *position horizontale.* Celle-ci rétablit en effet la pression intra-abdominale. La malade pourra s'allonger sur son lit ou sur une chaise longue une ou plusieurs fois dans la journée, par exemple pour la sieste (pendant laquelle elle pourra avoir besoin de mettre des compresses, ainsi que je le dirai plus loin).

Comme nous l'avons déjà indiqué, il faut faire porter à la malade — ou au malade — une ceinture appropriée. Elle agit en soutenant et en relevant le ventre : bref, en remplaçant, autant que faire se peut, la tonicité de la paroi abdominale. Cette question de la ceinture étant des plus importantes dans le traitement du déséquilibre du ventre, on me permettra d'entrer à son sujet dans quelques détails. En cette matière, la minutie n'est pas inutile. Il suffit, pour s'en rendre compte, d'avoir éprouvé des déboires après la commande d'une ceinture pour une malade. On verra alors qu'il faut souvent bien des tâtonnements avant d'arriver à trouver la ceinture idéale.

Ce ne sont pas les modèles qui manquent, ce qui tendrait à prouver qu'il n'y en a pas beaucoup de vraiment bons. Afin de ne pas nous égarer, en risquant de lasser le lecteur dans ce chapitre, nous allons donner très simplement les résultats de notre pratique.

Nous utilisons de préférence, suivant nos malades, deux modèles : la ceinture-sangle et la ceinture en tricot ajouré. Nous nous sommes arrêté à ces deux types de modèles courants après maints essais. La ceinture ne doit pas comprimer. Elle doit relever les organes splanchniques et les soutenir. Pour cela, elle doit prendre le bassin depuis les hanches. La ceinture-sangle de Glénard a été le premier modèle bien fait dans ce genre de ceintures. Depuis, bien des modèles, modifiant ce type, ont été construits. En principe, la sangle doit être dépourvue de busc et de baleines. Celles-ci ne seront tolérées qu'à la condition d'être très souples. Une bonne sangle ne doit pas se plisser ; elle ne doit pas pincer la peau. On l'applique très bas, immédiatement au-dessus du pubis. Elle doit être strictement maintenue en place ; à cet effet, des sous-cuisses seront utiles. En tout cas, elle devra toujours être munie de jarretelles.

La partie dorsale de la sangle doit avoir 10 centimètres de hauteur, de manière à prendre un large et solide point d'appui sur la région lombaire. A la partie antérieure, la hauteur varie de 12 à 14 centimètres, suivant la taille du sujet et le volume du ventre. C'est dire qu'il ne faut pas acheter de sangle toute faite. Une bonne sangle doit être confectionnée sur mesures. Et les mesures seront prises par le médecin lui-même, sur la malade debout, directement sur la peau.

Les mesures à prendre sont les suivantes : circonférence du bassin en passant au niveau du pubis, des hanches, des fesses; circonférence du ventre immédiatement au-dessus des hanches, à 2 centimètres au-dessous de l'ombilic pour la sangle de Glénard, au niveau de l'ombilic pour les autres ceintures, plus hautes : dimension verticale, du pubis au niveau ou au-dessous de l'ombilic. Du reste, ceintures et sangles sont portées directement sur la peau. La sangle est construite en tissu élastique ; elle porte des lacets en arrière, permettant de graduer la coaptation. En avant elle est ou pleine, ou fermée par des crochets. La circonférence supérieure est horizontale. La circonférence inférieure pointe un peu en avant, suivant en partie la courbe du bassin. Même construite avec beaucoup de soins, par des fabricants sérieux, et sur des mensurations scrupuleusement exactes, il arrive souvent que la sangle ait besoin de retouches. Elle doit donc être, la première fois, mise en place par le médecin lui-même. Il se rendra compte de la contention des organes, de la tension du ventre, du plissement de la ceinture, ou de la paroi, etc. Et il comprendra, à ce moment, plus que jamais, qu'il n'y a pas de petits détails en médecine. S'il remarque des modifications à faire, il les mettra lui-même en note, pour qu'elles soient transmises au constructeur. Une bonne sangle doit soulager, procurer à la malade une sensation d'euphorie, d'énergie et de force due au recouvrement de la tension abdominale normale ; elle ne doit jamais occasionner de gêne ni de douleur ; une bonne sangle devient pour la malade un vrai besoin. Enfin, la sangle doit être appliquée dans la position horizontale, la malade étant couchée (et non, comme on le fait presque toujours, à tort, dans la position verticale). C'est dans la position horizontale, en effet, que les organes abdominaux reprennent le mieux leur place ; c'est donc dans cette position qu'il importe de fixer, par la sangle, leur statique.

Toutes ces remarques, faites pour la sangle, s'appliquent à la ceinture. Nous réservons celle-ci aux malades qui supportent mal la sangle ; aux obèses ; à celles chez qui les topoalgies sont trop vives. Elle est faite en tissu de tricot ajouré. Elle remonte un peu plus haut que la sangle, c'est-à-dire au niveau de l'ombilic ; elle descend en bas jusqu'au pubis et embrasse les hanches. En arrière, elle embrasse aussi le sommet des régions fessières. Elle descend donc plus bas que la sangle, sur les côtés et en arrière. C'est à cela, et aussi à sa contexture, plus souple, à ses « forces dégressives », qu'elle doit d'être souvent mieux tolérée. Elle est, aussi, fixée par des sous-cuisses, ou au moins par des jarretelles. En tissu élastique, elle colle absolument à la peau, qu'elle gante, tout en soutenant et relevant les organes. Un inconvénient fréquent, c'est le plissement du tissu, qui se retourne à la partie supérieure, ou qui pince la peau aux environs de l'ombilic pendant la flexion du tronc. Elle aussi rend nécessaire un bon constructeur et un tissu bien élastique. Pour que la coaptation soit bien égale dans toute la hauteur de la ceinture, il est bon que dans le tricotage on veille à établir des forces dégressives de bas en haut.

Malheureusement, et c'est là un inconvénient d'autant plus sérieux que ces ceintures sont assez coûteuses, la tonicité du tissu se relâche vite. Après quelques mois d'usage, il faut les faire resserrer. Et il faut les renouveler assez fréquemment.

Parmi les autres modèles de ceintures, nous citerons celle du Pr Robin, dite « de la Pitié ». Celle, aussi, de Sigaud (de Lyon), dont les études sur les troubles du ventre sont si intéressantes. Elle est munie de pelotes pneumatiques, que l'on peut gonfler plus ou moins, au niveau des reins ou d'autres points déficients. Ces pelotes peuvent en effet être utiles (Voy. *Radioscopie*). Et il est facile de les ajouter aux divers modèles de ceintures ; par exemple au niveau des flancs, surtout dans les ptoses des reins. On peut faire placer un coussin semi-lunaire au niveau du pubis, conseiller un peu d'ouate à l'endroit où la ceinture fatigue.

Le Dr Enriquez a fait établir une ceinture avec pelote pneumatique que l'on gonfle plus ou moins, et qui doit être placée au-dessous de l'estomac. On peut aussi placer deux pelotes latérales, se touchant sur la ligne médiane. M. Charnaux préconise un modèle où la pelote à air tient toute la région abdominale. Il est bon, quand on place ces ceintures à pelote, de vérifier, la première fois, leur bonne installation à l'aide de la radioscopie.

L'accoutumance à la ceinture se fait parfois de suite. Elle se fait attendre, en général, au maximum trois jours (Glénard). Le premier jour, on pourra ne la laisser qu'une heure en place ; deux heures le lendemain, et augmenter petit à petit les jours suivants.

La plupart des malades mettent leur ceinture au moment de se lever, la quittent le soir au coucher. Pour quelques grandes déséquilibrées, cependant, il pourra être nécessaire de la conserver même au lit, la nuit.

Les sangles ou ceintures peuvent se porter en même temps que le corset (que l'on place par-dessus), à condition que celui-ci soit bien fait, sans souci de la mode du moment et aussi physiologique que possible. On fait aussi des corsets doublés, en dedans, d'une sangle.

Soutenir le ventre est bien. Ce n'est pas suffisant dans tous les cas. La statique utéro-ovarienne, nous l'avons dit, peut être troublée. Le périnée est parfois déficient. Il peut y avoir déviation utérine, abaissement de la matrice, prolapsus plus ou moins complet des parois vaginales. Les muscles du périnée ont pu être déchirés lors d'un accouchement.

De ce côté, donc, un mode de soutien, soulageant les malades de la sensation pénible de pesanteur, de tiraillement, pourra être indispensable. Dans certains cas, il sera nécessaire de recourir aux autoplasties génitales : opérations d'Alexander, hystéropexie, périnéorraphie. Dans d'autres cas, les pessaires suffiront. Le choix d'un pessaire n'est pas indifférent. Ils sont très variés, depuis l'anneau de Dumontpallier jusqu'à la pelote périnéale, si employée autrefois. C'est donc au médecin, là encore, à faire son examen détaillé, et à indiquer à la malade le pessaire reconnu utile et à en surveiller la mise en place.

Chez l'homme, on constate souvent le varicocèle. Lui aussi demande à être traité, soit par le port d'un bon suspensoir, soit même, si cela est nécessaire, par une intervention chirurgicale.

Certains malades se contentent, comme ceinture, d'une bande Velpeau, large, roulée autour du ventre. Nous estimons qu'elle n'est pas suffisante. Elle se desserre fréquemment.

DIÉTÉTIQUE

Le *régime alimentaire* constitue un des points essentiels du traitement. Mais, en fait de régimes, on doit, à notre avis, bien se pénétrer de ce principe qu'il ne faut rien arrêter *a priori*. Il faut tâtonner, procéder par essais. On s'aidera au besoin de l'étude chimique du suc gastrique, de l'examen coprologique détaillé, de l'étude des phases digestives par la radioscopie. On peut donner des lignes générales. Mais il faudra savoir modifier les règles suivant les besoins ; varier tel point du régime suivant tel moment de la maladie ; faire tantôt un pas en avant, tantôt un pas en arrière. Le régime institué doit être le résultat de la collaboration simultanée du malade et du médecin. Celui-ci ne doit avoir aucun parti pris ; il doit tenir compte des remarques de son malade et savoir composer avec les exigences de son tube digestif, dans la mesure du possible. Rien n'est capricieux, déconcertant, comme un estomac ou un intestin. Et il y a de ces caprices qui sont parfois de bons guides, des indices non négligeables. On a souvent des surprises en fait d'alimentation. Je sais telle de mes malades qui supporte et digère très mal les pâtes et qui assimile parfaitement le ragoût de mouton. Et je ne veux pas dire par là qu'il faille nourrir tous ses déséquilibrés avec du ragoût de mouton ! Mais cet exemple, entre bien d'autres, nous montre qu'il ne faut pas de système en médecine, et particulièrement en diététique. Tel aliment réputé indigeste pourra être parfaitement toléré par un estomac fatigué.

Donc, évitons soigneusement d'être systématiques. Rappelons-nous que si tel régime sévère, tel régime « triste », suivant la pittoresque et très juste dénomination du Dr Heckel, est de mise pendant un certain temps, il ne faut pas s'acharner à le pousser trop loin, ni trop longtemps, et y condamner le malade à perpétuité. Rappelons-nous que les sensations gustatives sont indispensables à une bonne digestion, et que les aliments ingurgités avec plaisir provoquent une sécrétion plus abondante et plus utile des divers sucs digestifs, sont, par conséquent, beaucoup mieux digérés que ceux pris avec répugnance. C'est là une donnée générale, qui doit servir de base ; mais il est évident qu'elle ne doit pas toujours être prise au pied de la lettre. Ce n'est pas une raison parce que telle déséquilibrée aime beaucoup la langouste ou le pâté de foie gras pour lui en donner ! Mais cette remarque doit nous inciter à tenir compte, dans les limites où le permet la diététique, des sensations gustatives de nos malades. Elle doit nous inciter aussi à varier le plus possible nos menus de régimes : le meilleur apéritif et le meilleur digestif consistant dans la variation des plats.

N'appliquons pas à tous nos malades exclusivement, pour obéir à la mode et au snobisme, le régime de l'eau phosphatée, du macaroni et des nouilles. Soyons éclectiques, intelligemment, physiologiquement. Nous serons ainsi Français... et bons thérapeutes. Nos clients, quoique ce principe soit plus agréable dans son application que celui des régimes tristes, nous le reprocheront peut-être au début, suggestionnés qu'ils sont par le snobisme et le rite helvétiques. Mais ils nous en seront reconnaissants quand ils constateront les bons effets de notre méthode.

Ces réserves nécessaires faites, nous passerons maintenant à l'étude des régimes à utiliser, à bon escient, dans le déséquilibre abdominal.

Il existe d'abord une *hygiène de la digestion* que doit observer la déséquilibrée. Il faut que la dentition des malades soit en bon état. Si leur denture est en mauvais état, le premier rôle revient d'abord au dentiste prothésiste. Il faut apprendre aux malades la manière de manger : lentement, gaiement (si possible !), en s'efforçant d'oublier les soucis, en mâchant, en triturant longuement les aliments (même les purées et les pâtes qui ont besoin comme tous les autres de subir l'action de l'insalivation), en se rappelant que le travail non exécuté par la bouche incombera à l'estomac, en le surmenant d'autant. Une sage précaution est le repos (même le repos horizontal), quelques instants avant les repas.

Le repos après le repas est également très indiqué. P. Carnot et R. Glénard (*Paris médical*, 17 janvier 1914), se basant sur les données récentes concernant la physiologie et la pathologie gastriques, recommandent le repos horizontal d'abord, en décubitus ventral génu-pectoral, à siège très relevé (position qui, par la pesanteur, relève le bas-fond gastrique) : pendant un quart d'heure. Puis en décubitus latéral gauche, ce qui évite le contact irritant des aliments avec la région juxtapylorique, le réflexe de fermeture et le spasme pénible qui en résulte (syndrome pylorique). Enfin, dans la dernière période de la digestion gastrique, décubitus latéral droit, pour faciliter le temps de l'évacuation pylorique. Les bons effets de ces positions successives ont été vérifiés par la radioscopie. Une position unique, plus facile, mieux acceptée, est le décubitus dorsal, siège relevé.

Le *régime carné*, qui stimule les systèmes nerveux et digestif, peut être utile dans certains cas (Glénard). Dans quelques pays, il est utilisé strictement. En France, on l'utilise à titre mixte, c'est-à-dire que la viande prédomine dans quelques régimes alimentaires. C'est un excitant du plexus solaire et un hypertenseur. Et on sait combien pour nous est important le rôle du plexus solaire dans la pathogénie des troubles de déséquilibre. N'en abusons pas. Usons-en prudemment. N'en faisons pas chez ces malades le régime habituel (influence trop excitante, toxines). Gardons en réserve le régime carné, temporaire, pour certains cas d'asthénie profonde, générale et gastrique ; pour certains malades habitués à la viande et qui ne trouvent que là le coup de fouet nécessaire ; pour les hyperchlorhydriques chez lesquels la viande qui use l'excès de suc gastrique est parfois un calmant.

A part ces cas un peu exceptionnels, on adjoindra au régime carné un autre régime chargé de remédier à l'insuffisance des émonctoires (fruits, lait, légumes).

Dans l'alimentation courante, on usera moins de la viande l'été que l'hiver. Il est préférable que, d'une manière habituelle, le repas du soir ne comporte pas de viande.

M. Labbé (*Régimes alimentaires*) estime que toutes les viandes, noire, blanche, rouge, fournissent la même quantité d'acide urique et de purines. Cela, la clinique nous l'a démontré depuis longtemps. Et il y a beau jour que je suis revenu de l'ostracisme qui frappait les viandes rouges, ainsi que de l'accusation de « poison », d' « infusion de toxines », que l'on n'hésitait pas à porter contre le bouillon de bœuf, cet excel lent peptogène (1). Je donne à mes malades, indifféremment, les viandes blanches ou rouges, ne m'inquiétant que de la manière dont elles sont digérées. Tel malade supportera mieux les viandes blanches, tel autre les viandes rouges. Nous rappelant que la médecine est une science de faits, non de théories, nous laissons au tube digestif de nos malades le soin de choisir.

Le *régime lacté* est déprimant. Il aura donc ses indications, temporairement, chez les malades excités. Il est indéniable que la cure de Weir-Mitchell, que l'on a eu le tort de vouloir généraliser, est excellente souvent (isolement, alitement, régime lacté) ; mais, à titre momentané, pendant les périodes d'acmé de la maladie ou pendant les périodes aiguës de crises chez les nerveux. Le lait est en général difficile à digérer. Il occasionne beaucoup de flatulence. On aura soin de surveiller la constipation. Le lait fait beaucoup de résidus et constipe souvent. Il est vrai que chez d'autres il peut, plus rarement, provoquer de la diarrhée. On peut aussi conseiller le lait au repas du matin seulement.

Certains malades, qui ne supportent pas le lait sous sa forme ordinaire, se trouveront bien des laitages, ou bien du kéfir (mais celui-ci à titre temporaire). D'autres, des laits homogénéisés. Certains supportent parfaitement le lait caillé : lait caillé simple (caillot et petit-lait) pris régulièrement et pendant un temps très long, à un ou aux deux repas ; lait caillé bulgare, *yoghourt*. On arrive ainsi à faire absorber aux malades une quantité notable de lait et qui est parfaitement tolérée. Le yoghourt a en plus le réel avantage de modifier la flore pathologique de l'intestin et d'atténuer les fermentations.

Nous rapprocherons de ces régimes désintoxicants la cure de Guelpa, et la cure de Josué, qui met chaque mois ses malades pendant trois jours à la cure de lait ou d'eau. On se gardera d'abuser, chez les déséquilibrées, de ces régimes affaiblissants.

Quant au *régime végétalien*, — à part certains cas où temporairement, toujours à titre de désintoxicant, il peut rendre des services un peu analogues à ceux du régime lacté et même le suppléer, — nous ne le conseillons que mitigé (Huchard) : légumes verts, œufs, lait, laitages, auxquels on peut même ajouter les pâtes et les purées. On défendra l'oseille, et on sera modéré quant aux épinards. On a démontré récemment que les tomates, loin d'acidifier l'organisme, l'alcalinisent. Elles sont donc permises. On se trouvera très bien de l'emploi

(1) Les abus de régimes dans le traitement de l'artériosclérose (*Congrès de physiothérapie*, Paris, 1912).

des céréales décortiquées ou réduites en farines, roussies ou non.

Les fruits cuits sont très indiqués. Les fruits crus (qu'il vaudrait mieux manger avec leur pelure, puisque celle-ci contient la majeure partie des principes utiles) — à la condition qu'ils soient mûrs et propres — sont bons également. Le fruit cru pris à jeun (par exemple le matin au réveil) est beaucoup mieux digéré et plus actif, comme laxatif, que s'il est pris à la fin du repas.

La cure de raisins (pas de cure de citrons) peut avoir ses indications chez les déséquilibrés (augmentation de la diurèse, diminution de l'acidité urinaire, diminution des fermentations intestinales, action laxative, excitation de l'appétit, hypersécrétion biliaire). La dose quotidienne à absorber varie de 500 grammes à 2 kilogrammes progressivement. La moitié de la dose est prise le matin à jeun une heure avant le premier déjeuner. Le quart est pris une heure avant le déjeuner de midi. Le quart restant est pris une heure avant le dîner.

Nous disions tout à l'heure qu'il faut manger lentement. Pour obtenir ce résultat, ce qui est très difficile, on se trouvera bien parfois de recommander aux malades de manger sec.

En ce qui concerne les *boissons*, elles doivent être peu abondantes. Le vin rouge est assez indigeste (d'où la contre-indication des vins toniques pharmaceutiques). Certains malades cependant peuvent s'en permettre une petite quantité. Le vin blanc léger est mieux toléré. L'eau pure ordinaire est encore la meilleure boisson pour les déséquilibrés : froide ou chaude, suivant les cas. Nous parlons plus loin des eaux minérales indiquées. Après l'eau, on peut recommander la bière jeune sans fermentations secondaires, peu alcoolisée. La bière de malt, prise à dose modérée, est utile. Elle est fortifiante.

La boisson chaude (infusion aromatisée quelconque ; pas de thé) est parfois bonne à la fin du repas, ou, mieux, une demi-heure après le repas, pour faciliter, activer la digestion ; mais il ne faut pas l'ériger en système : il ne faut pas, non plus, en continuer indéfiniment l'usage. Naturellement, on bannira les excitants : thé, café, liqueurs. On supprimera le chocolat, facteur de purines (1).

(1) L'état des urines est très important à connaître, puisque les différents rapports urinaires nous donnent un reflet des échanges organiques, parfois très troublés chez les déséquilibrés. On en fera faire, à intervalles réguliers, des analyses complètes. On y puisera des renseignements précieux, qui guideront dans la composition du régime et l'opportunité des modifications à y apporter.

Quant à la quantité exacte de boisson à absorber, elle est difficile à fixer ici, étant essentiellement variable suivant chaque personne et suivant la densité urinaire. Chez certains malades atoniques, très dilatés de l'estomac, il faudra le régime sec ; mais il amoindrit les sécrétions (biliaire, urinaire), augmente la constipation, fatigue les reins. Pour obvier à ces inconvénients, on recommande les boissons tardives : deux ou trois heures après le repas. Cette méthode permet de mieux laver, de dépurer l'organisme. Plus un liquide est absorbé à distance des repas, plus rapidement il s'élimine et mieux il lave les reins.

Mieux vaut, d'une manière générale, recommander la modération des boissons prises pendant les repas. L'idéal serait de manger tout à fait sec. Il pourra être nécessaire, pour habituer les malades — qui sont souvent de grands buveurs de liquides — à cette restriction pénible, de recourir à de petits moyens : on usera, au lieu de grands verres, de petits verres à bordeaux ; on les videra en deux ou trois fois. Deux à quatre verres à bordeaux (maximum) de liquide suffisent pour un repas. Pris peu à peu, ils désaltèrent parfaitement.

Les boissons devront être moins abondantes pendant les repas végétariens ; un verre à bordeaux, c'est assez ; même pas du tout. Les végétaux contiennent, en effet, beaucoup d'eau. En outre, certains sont diurétiques.

Si l'on éprouve, malgré tout, trop de difficultés à restreindre les boissons, on recourra à la cure de boissons chaudes, dont nous parlerons plus loin.

Si l'on prend des potages, on choisira des potages utiles, c'est-à-dire épais, et chargés de matières nutritives, et non des potages très aqueux, qui emplissent l'estomac de liquide, sans contribuer beaucoup à l'alimentation.

Nombre des repas : ils seront de trois à cinq par jour, à des heures toujours très régulières.

Au repas du matin, on prendra une bouillie d'avoine, du cacao à l'avoine ou des fruits (crus ou en compotes) avec des biscuits secs, du pain beurré et une boisson chaude. Chez certains, le café au lait du matin est un laxatif. D'autres se trouvent bien d'un peu de viande froide (jambon d'York, etc.).

Le repas de midi est le repas principal. La base en sera la viande rôtie, — viande chaude, plus facile à digérer que la viande froide (se guider pour le choix et la variété sur l'échelle de digestibilité) ; — viandes rouges ou blanches. Poissons maigres, de préférence bouillis. Se méfier des sauces. Légumes verts cuits, légumes secs en purée (les mâcher) : en user modérément.

Le repas du soir doit être pris assez tôt et assez léger, la malade ne devant se coucher qu'après la digestion. Ceci est de toute importance ; sinon, le sommeil ralentissant la digestion, les fermentations secondaires sont plus abondantes. Ce repas doit être sobre : peu de pain ; œufs ; légumes (pas de haricots, pois, fèves, lentilles) ; légumes frais ; pommes de terre : pâtes d'Italie. S'il est nécessaire de donner des viandes, qu'elles soient de digestion facile : jambon maigre non fumé, viandes grillées.

Si ces trois repas ne suffisent pas (la malade en est juge, mais surtout son médecin), on pourra ajouter un repas du matin et un repas de l'après-midi. Vers onze heures, elle pourra prendre une assiette de potage ; potage maigre, de légumes ; ou bouillon de viande ; le bouillon est un bon apéritif. Vers cinq heures, elle pourra prendre non pas le thé, mais des biscuits secs (pas de pâtisserie) et une infusion chaude aromatique.

Einhorn a donné une table de digestibilité des aliments, basée surtout sur leur consistance physique. Leube en a indiqué une, où les aliments sont classés d'après la durée — probable? — de leur séjour dans l'estomac.

Nous préférons de beaucoup l'échelle de digestibilité que Glénard a donnée des aliments destinés aux déséquilibrés, et que nous reproduisons ci-dessous. En tenant compte des réserves formulées au début de ce paragraphe, et notamment au sujet du régime carné, cette « échelle » peut rendre des services.

1re Période (d'atonie gastrique).

2e période (d'état).

3e période (dite neurasthénique).

a. Viande crue (bœuf, mouton), œufs crus, pain rassis, café au lait (1/3 lait, 2/3 infusion café), eau, thé.

b. Viande grillée (rosbif, gigot, côtelettes mouton, filet), œufs à la coque (ils restent peu dans l'estomac et sont absorbés presque en totalité par l'organisme. M. Labbé), bouillon, confitures.

Viande rôtie (bœuf, mouton, veau, poulet), jambon maigre, poisson (sole, raie, merlan, truite, loup), œufs brouillés, légumes verts très cuits accommodés à la crème ou au bouillon, fromages sans fermentations secondaires ; pommes cuites, confitures, compotes, bière.

a. Viande bouillie, gibier rôti non faisandé, pigeons, sarcelles, purées de légumes farineux (lentilles, pommes de terre), riz, carottes, raisins, fruits très mûrs, œufs sur le plat, huîtres, foie gras, fromages sans fermentation ; vin rouge étendu d'eau.

b. Sauces, jus, graisses, fritures, pâtes d'Italie, salade, crèmes, laitages, lait bouilli ou cru.

N. B. — Se méfier des aliments de cette dernière catégorie. En surveiller l'emploi ; ne les donner qu'à l'essai. Se méfier surtout des sauces.

Quant aux aromes excitants, on en sera très économe : on en donnera le moins possible (poivre, citron).

En ce qui concerne la quantité des aliments à absorber, la malade en sera sûrement le meilleur juge. On en la restreindra pas trop, les repas copieux étant souvent les mieux digérés.

En ce qui concerne le pain, on en usera peu, sauf au repas du matin. On mange en France trop de pain. Le pain doit être riche en croûtes, bien rassis, bien cuit et même grillé. Les biscottes, les breakfeasts sont d'un emploi indiqué. On recommandera, au lieu du pain blanc habituel, qui est mauvais, le pain complet absolu, fait avec la totalité du blé (Favrichon), ou bien (Monteuuis) le « pain bis moderne » fait avec une farine dont le blutage a enlevé une partie notable du son. En faveur de l'opinion de Favrichon, il faut remarquer que le pain de son est un remède excellent contre la constipation. Il agit mécaniquement parce qu'il donne beaucoup de résidus et parce que certains de ses éléments, passant en nature dans les fèces, procurent à l'intestin la légère irritation nécessaire.

Nous recommandons personnellement beaucoup la manière des Anglo-Saxons, qui servent à chaque repas, presque à chaque plat, des pommes de terre cuites au four, ou bouillies, qui suppléent en grande partie à l'usage du pain. La pomme de terre est un légume parfait.

Tout ce que nous venons de dire du régime montre qu'il est souvent utile pour ces malades de séjourner dans une maison de santé, ou, mieux, une « maison de régimes », comme il en existe, non seulement en Suisse et en Allemagne, mais aussi en France, et où le médecin, grâce à une surveillance continue, pourra doser et varier l'alimentation suivant chaque malade et chaque moment de la maladie ; bref, où le médecin arrivera à établir le bilan nutritif de son malade. Il faut, nous le répétons, pour constituer un régime — qui a besoin d'ailleurs d'être souvent modifié — beaucoup de tâtonnements.

MÉDICATION ATMOSPHÉRIQUE

Aération. — Climats.

Une bonne aération est nécessaire aux déséquilibrés. Ils doivent s'aérer en tout temps, jour et nuit. C'est une erreur de croire que l'aération continue n'est bonne que pour les tuberculeux. Elle est indispensable à tous et surtout aux affaiblis. Elle est difficile à obtenir, les nerveux étant des frileux (neuro-arthritiques). Mais avec de la patience et une série de petites précautions on y arrivera. C'est une question de prudence et de dosage. On ouvrira d'abord partiellement la fenêtre de la chambre voisine ou du cabinet de toilette. Petit à petit, on augmentera l'ouverture. Puis on pourra ouvrir la fenêtre de la chambre à coucher elle-même, à la condition qu'elle soit assez éloignée du lit, et que celui-ci ne soit pas placé dans un courant d'air. Au besoin, on mettra un paravent entre le lit et la fenêtre ; ou on tamisera, devant celle-ci, l'entrée de l'air par un rideau. On pourra, chez les sujets très susceptibles ou particulièrement craintifs, modifier le degré d'ouverture suivant les variations de la température et de l'hygrométrie extérieures. Un bon moyen consiste dans l'emploi de verres à lamelles mobiles, qui permettent l'entrée constante de l'air en petite quantité, suffisante pour le renouvellement de l'air sans risques de refroidissement. Il ne faut pas oublier que nous passons au moins le tiers de notre existence dans la chambre à coucher, et que nos poumons ont besoin d'air pur aussi bien la nuit que le jour. On dort bien mieux dans une chambre dont l'atmosphère est fraîche et pure. Ce renouvellement constant de l'air est un des bons « petits moyens » pour lutter contre l'insomnie des névropathes.

La question du choix d'un **climat** n'est pas indifférente. Tout au contraire, chez les déséquilibrés, comme chez tous les nerveux, si sensibles aux influences climatiques, elle a une extrême importance.

L'air de la campagne est calmant et tonique. Il en est de même de l'air de la montagne. Les altitudes moyennes sont surtout sédatives. Les altitudes élevées sont plus excitantes. Elles ont donc chacune leurs indications spéciales. L'air de la mer est excitant. Au bord de la mer, ces malades dorment mal, perdent l'appétit. Il est en général mal supporté par les neurasthéniques et les déséquilibrés du ventre. Cependant, quelques-uns s'en trouvent bien ; ceux surtout qui, étant nés au bord de la mer, y retrouvent l'atmosphère natale (1).

Bains d'air et de lumière naturelle.

Les déséquilibrés du ventre, comme la plupart des névropathes, se trouveront le plus souvent bien des bains d'air et de lumière naturelle suivant la méthode de Rikli, déjà entrevue par Priessnitz, et dont le Dr Monteuuis s'est fait en France l'un des ardents défenseurs. Cette méthode, qui, pen-

(1) Régis et Legrand. Le climat marin et la neurasthénie (*Congrès de Biarritz*, 1902).

dant des années, a provoqué tant de sourires, dont on a tant raillé les protagonistes, est appliquée en Allemagne (1), en Suisse, en Autriche depuis bien des années. Et ce n'est pas une méthode d'exception, mais une méthode vulgarisée, mise en pratique un peu dans toutes les classes sociales. Chez nous, après bien des hésitations, des combats et des moqueries, on commence à y venir. La cure de bains d'air et de soleil fait partie de la méthode d'Hébert, et elle est largement mise en œuvre dans son école d'athlètes. On a, depuis quelques années, publié sur ce point des études médicales très intéressantes. Il est bien certain que les pays étrangers n'ont pas le monopole de l'air ni du soleil, et que nous avons chez nous aussi bien, et même beaucoup mieux : la Riviera, les Pyrénées, et bien d'autres régions de France sont privilégiées à ce point de vue. D'ailleurs ces cures peuvent se faire partout. La preuve en est qu'elles ont leur grande vogue et qu'elles ont été préconisées d'abord dans les pays froids. Il ne faut pas oublier cependant que ce mode actuel de physiothérapie n'est qu'un renouveau de méthodes anciennes. Les Grecs en connaissaient l'emploi et les pratiquaient au bord de la mer, ou dans les stades, tout comme on le fait maintenant en Suisse, en Allemagne, ou en France. Pour notre part, nous faisons tous nos efforts pour vulgariser ces méthodes, et les utilisons couramment chez nos nerveux.

Le principe d'action de la médication atmosphérique, c'est l'augmentation des oxydations. L'air agit par l'effet du refroidissement sur l'épiderme. A cette action, la lumière ajoute son action chimique. Leur action est réparatrice et tonique. Cela n'étonne pas, si l'on réfléchit à la richesse immense de la surface cutanée en éléments nerveux : et on comprend comment une action rationnelle sur le système nerveux cutané peut être utile. La même remarque s'applique d'ailleurs à tous les procédés thérapeutiques qui s'adressent à la peau : frictions, massage, hydrothérapie. L'épiderme est un organe d'excitation, de sécrétion, d'innervation des plus puissants.

On a objecté aux bains d'air qu'ils prédisposent aux bronchites, au rhumatisme. C'est là un préjugé, car la cure atmosphérique a précisément pour résultat l'endurcissement, et par conséquent agit à titre de préventif contre les maladies causées par le froid. C'est une affaire de dosage, de prudence, de graduation, surtout dans les premiers temps. Chez les sujets

(1) Il existe en Allemagne, dans toute ville de quelque importance, une société dite de naturisme, où les adhérents viennent à volonté prendre des bains d'air, faire de la gymnastique, se livrer à des sports variés. Il y a dans le pays plus de trois cents sociétés de ce genre.

trop pusillanimes, trop sensibles, on conseille par prudence le déshabillage en plusieurs fois. S'ils ont froid aux pieds, ils demeurent sur un tapis.

Ainsi que le fait remarquer justement Monteuuis, c'est moins par la température que par l'impression qu'ils procurent, que se différencient les bains d'air, de lumière et de soleil. Le bain d'air donne l'impression de fraîcheur ; on éprouve cette sensation quand la température est inférieure à 18° (15° est la température optima). Le bain de lumière donne l'impression de bien-être et de calme. La température qui procure cette sensation douce et reposante varie de 18° à 30°. Au-dessus de 30°, on a le bain de soleil. Au-dessous de la température du corps (37°), le bain de soleil est dit « frais ». Il est « chaud » au-dessus de 37°. On fera surtout attention à la température pour régler d'après elle la longueur du bain. Le bain de soleil avec sudation donne l'impression d'une chaleur ardente et excitante.

Ce qu'il faut consulter, c'est beaucoup moins la température barométrique que l'impression éprouvée par le patient.

Les effets produits par le froid sont de deux ordres : *a.* ébranlement nerveux et diminution de chaleur ; *b.* réaction avec suractivité fonctionnelle. Réaction mettant en œuvre l'innervation, la circulation et la thermalité ; réaction non seulement locale, mais aussi générale, influençant tout l'organisme. C'est cette réaction qu'il s'agit de doser en la provoquant. Trop forte, elle est nuisible ; il faut donc la graduer. On y arrive en graduant l'impression du froid, l'accoutumance, l'entraînement.

Ces principes, appliqués en hydrothérapie (nous y reviendrons plus loin), doivent l'être aussi en ce qui concerne les bains d'air. Ceux-ci agissent comme l'eau froide, mais d'une manière plus douce. Ils sont donc plus facilement applicables à des malades qui ont besoin de ménagements thérapeutiques, comme les déséquilibrés. Ils peuvent servir à endurcir l'épiderme, pour amener ensuite à l'hydrothérapie. Comme le fait observer Monteuuis, l'eau a une puissance de conductibilité quatre fois plus grande que l'air ; ce qui fait qu'elle communique bien plus vite l'impression de froid que l'air. En outre, en raison de sa densité, l'eau absorbe 770 fois plus de calorique que l'air. L'eau saisit donc plus brusquement le corps que l'air, le refroidit plus vite, et surexcite les nerfs. Or, c'est cette surexcitation, cette action exagérée, qu'il est indispensable d'éviter chez les déséquilibrés, malades hypersensibles à réactions trop vives.

Il ne faut pas se fier, pour le mode d'action du bain d'air, au seul degré thermométrique. D'autres facteurs interviennent : l'état hygrométrique de l'air et du sol ; le vent ; enfin la susceptibilité propre du malade, extrêmement variable.

Il faut donc être prudent, prendre certaines *précautions*. Avant le bain, il est nécessaire d'emmagasiner de la chaleur, afin de bien préparer la réaction (cette provision de chaleur sera acquise soit par le séjour au lit, soit par l'exercice musculaire). La réaction est proportionnelle à la différence de température qui existe entre le corps et le milieu dans lequel il est plongé : plus le corps est chaud, mieux il résistera aux basses températures (Dausset). Après le bain, pour faciliter la réaction et se reposer, il est bon, chez les sujets affaiblis, fatigables, de prescrire une demi-heure de lit. Les autres pourront faciliter la réaction par un exercice modéré. Pendant le bain, il est indispensable de ne pas rester inactif : on fera de l'exercice, des mouvements de gymnastique (Voy. plus loin), des frictions sur le tronc, sur les membres, avec les mains ou le gant de crin.

Le bain d'air peut être pris : ou chez soi, en chambre; ou au dehors. Quand on le prend en chambre, le mieux est de profiter du déshabillé du matin ou du soir. L'essentiel est d'arriver progressivement à l'endurcissement. On commencera donc de préférence en été. Au début, le bain d'air sera pris dans une chambre fermée, chaude ou chauffée : 22°, 20°, 18° au minimum. La durée, surtout chez les sujets susceptibles ou pusillanimes, sera d'une ou deux minutes. Peu à peu, on augmentera cette durée, qui peut atteindre un quart d'heure et plus. On abaissera aussi la température de la chambre. Peu à peu, enfin, on ouvrira les fenêtres ; car l'idéal, pour le bain d'air, c'est de le prendre avec les fenêtres ouvertes. La première impression est le refroidissement, avec souvent l'apparition de la « chair de poule». Un peu d'exercice, de friction, la dissipe. Après quelques instants, variables suivant la susceptibilité et le degré d'entraînement, la chair de poule et le refroidissement reparaissent. A ce moment, le sujet doit se rhabiller rapidement, sans s'attarder aux soins de sa toilette, et faciliter sa réaction soit par le repos au lit, soit par l'exercice. Un bon moyen de la faciliter consiste à se frictionner rapidement avec un linge trempé dans l'eau fraîche et étreint. Quelques personnes particulièrement susceptibles ne peuvent, sans vive impression de froid, prolonger la séance au delà de quelques minutes. On s'en tiendra là.

Pour prendre le bain en plein air, — et c'est là une méthode bien préférable, — il va de soi qu'il est indispensable d'avoir une installation spéciale : portion de terrain enclose de planches ou de toiles ; terrasse, galerie, etc. Quand on le prend seul, la question de costume est simplifiée, comme lorsqu'on le prend en chambre; la nudité étant préférable, et étant, en général, bien acceptée par chacun. Il n'est pas plus choquant de se mettre nu pour un bain d'air que pour un bain d'eau Quand on prend le bain en commun, par exemple dans les établissements spéciaux, la question du costume a plus d'importance. Les hommes pourront se contenter du caleçon de bain, du pagne : les femmes mettront une sorte de chemise, descendant jusqu'aux genoux, découvrant les bras, assez décolletée, et en tissu perméable à l'air. Ce costume n'a rien qui puisse choquer la pudeur la plus susceptible et est bien accepté par toutes les malades.

Quand on prend le bain d'air dehors, on peut mettre des sandales. Mais il vaut mieux marcher nu-pieds, si l'on veut arriver plus vite à l'endurcissement. Rikli y attache une grande importance. Et on sait qu'un des principes de la méthode Kneipp, — où les médecins pourraient puiser maintes idées utiles, — est de marcher nu-pieds dans la rosée.

Le bain de lumière, — nous ne disons pas le bain de soleil, — est inséparable du bain d'air, du moins quand celui-ci, — et c'est la règle, — est pris pendant le jour.

Le plus souvent, les premiers bains provoquent une sensation de courbature générale, quelques douleurs musculaires erratiques. Il ne faut pas s'en inquiéter. Elles disparaîtront par l'accoutumance, par les frictions.

L'action des bains d'air se résume ainsi : endurcissement de l'organisme, facilitation de la respiration cutanée, augmentation de la leucocytose, des globules rouges, de l'hémoglobine, de la viscosité sanguine, avec légère stimulation, excitation du système nerveux, stimulation de la thermogenèse : ceci pour le bain habituel, d'une assez longue durée. Si, au contraire, on se borne à un bain de quelques minutes (deux ou trois), on en restera aux effets calmants : le bain sera sédatif. Certains malades l'emploient non seulement le soir, mais même la nuit, pour lutter contre les insomnies, et ils en retirent d'excellents effets.

L'effet cherché varie donc suivant la durée et la température : il en est de même, du reste, en hydrothérapie. Aussi bien, le rôle du bain d'air est le même que celui de la douche froide, mais il agit avec moins de brutalité, plus doucement, et est supporté par les malades ultrasensibles. Pour beaucoup, il servira d'acheminement vers l'hydrothérapie intégrale. Si celle-ci est actuellement bien ancrée dans les mœurs médicales, il n'en est pas de même, malheureusement, des bains d'air. C'est un tort. Que les médecins fassent comme nous, qu'ils essaient, qu'ils emploient leur force de persuasion à convaincre leurs malades. Ils en éprouveront bientôt, comme nous l'avons constaté nous-même pour nos nerveux, et particulièrement pour nos déséquilibrés du ventre, les heureux bénéfices.

Les *contre-indications* du bain d'air sont rares. Et cela se comprend, étant donnés sa graduabilité extrême, son mode très doux d'action. On s'en abstiendra lorsque le sujet présente des affections respiratoires ou rénales, et parfois chez les rhumatisants hypersensibles.

Héliothérapie.

L'héliothérapie, qui est de date très ancienne, mais avait été abandonnée pendant trop longtemps, jouit depuis quelques années, depuis les travaux de Poncet, d'un renouveau bien mérité. A vrai dire, c'est surtout comme modificateur de la tuberculose locale ou générale qu'on l'a utilisée ; on sait avec quel succès. Rollier (de Leysin), entre autres, a publié des observations remarquables de guérison dans la tuberculose osseuse. Malgat (de Nice) l'utilise depuis plusieurs années dans le traitement de la tuberculose pulmonaire. Mais il ne faudrait pas croire que l'héliothérapie ne rende des services que dans la seule diathèse tuberculeuse. Nous l'utilisons, depuis nombre d'années, dans les maladies de la nutrition et les maladies nerveuses, notamment chez les déséquilibrés du ventre, avec d'excellents résultats. La lumière solaire, si active pour modifier le bilan nutritif de l'organisme, activer et régulariser les échanges, agit remarquablement sur les troubles névropathiques, à condition qu'on sache en doser l'action. Ce qu'il faut bien comprendre, c'est que le soleil agit beaucoup plus par l'action lumineuse que par l'action calorifique. La lumière accroît les échanges organiques, accélère la nutrition, accroît les éliminations toxiques ; elle a un pouvoir nutritif incontestable. Miramon de La Roquette compare justement son action à celle d'un aliment d'épargne. Elle tonifie le système nerveux, produit sur l'immense réseau périphérique épanoui sous l'épiderme une excitation qui est transmise aux centres nerveux, ainsi que sur la masse sanguine qui est contenue dans les vaisseaux cutanés, et qu'il régularise. C'est là une excitation tonique qui se traduit par une sensation d'euphorie et est précieuse à utiliser chez les déséquilibrés dont l'énergie vitale est diminuée. Elle a, en même temps, une action sédative (provocatrice du sommeil). « Le soleil, c'est la vie », dit le peuple. Et il a raison. Le soleil, par ses rayons lumineux, calorifiques, chimiques, est source de vie, non seulement pour les plantes, mais aussi pour les animaux. Les globules rouges sont multipliés ; l'hémoglobine est augmentée ; le pouvoir phagocytaire est accru. Les bains froids de soleil augmentent la pression artérielle ; les bains chauds de soleil l'abaissent (le bain de soleil froid étant celui dont la température est inférieure à celle du corps, le bain de soleil chaud étant celui dont la température est supérieure à celle du corps).

Un fait important à signaler dès l'abord, et que Monteuuis met bien en lumière, c'est que, par le temps humide, la chaleur, comme le froid, fait sentir quatre fois plus vite son influence.

Les précautions, ici, ne doivent pas être moindres que pour le bain d'air ; elles sont surtout nécessaires après le bain. Il faut le prendre dans un endroit placé à l'abri du vent. Quand le bain est pris par une température oscillant entre 18° et 30°, le sujet ne doit pas demeurer immobile ; il doit se comporter à peu près comme pendant le bain d'air, et, bien que plus modérément, faire de l'exercice (c'est ce qui est appliqué dans le collège d'athlètes du lieutenant Hébert). Au-dessus de cette température, soit en été, soit pendant l'hiver, dans le Midi de la France, cette précaution n'est pas nécessaire. Le malade, pendant la durée du bain, demeure allongé sur un matelas, ou se promène tranquillement, « chacun réglant l'emploi de son temps et la durée du bain sur l'impression qu'il éprouve ». Si l'hygrométrie de l'air ou le vent empêchent de ressentir l'impression agréable de la chaleur, le malade devra se frictionner, faire des exercices, de manière à éviter la sensation de froid.

La durée varie suivant la température. Il n'y a pas grand avantage à atteindre de hautes températures. Pour bien agir, le bain de soleil doit être long. Entre 20° et 30°, la sensation éprouvée est agréable et peut être prolongée suffisamment. Au-dessus de 30°, la chaleur ne peut être longtemps supportée. C'est ce qui explique que Rikli conseille, quoique le pratiquant dans les pays du Nord, le bain matinal : ce qui pourrait paraître paradoxal au premier abord.

C'est ce qui explique aussi que, tout au moins si l'on désire le bain prolongé, on le fera prendre parfois à l'ombre, le soleil direct étant en été souvent trop ardent et sa lumière diffuse étant très suffisante.

L'effet du bain de soleil est, disions-nous, excitant et tonique. Au début, même, il est surexcitant (surexcitation des réactions générales, élévation de la température interne, etc.) : c'est pourquoi il est nécessaire de le doser avec prudence. On commencera par quelques minutes : cinq minutes, par exemple, d'exposition de tout le corps en plein soleil (nous supposons une température de 30° à 40°). Puis on augmentera de jour en jour. Ou bien, après ces cinq minutes d'exposition en plein soleil, le sujet passera à l'ombre, où il pourra prolonger le bain (bains en accordéon de Monteuuis). Les premiers temps, la peau réagit par une irritation plus ou moins vive, qui peut aboutir à la desquamation (coup de soleil) : tantôt limitée, tantôt généralisée. Bien qu'il soit peu préoccupant, comme il peut causer une légère agitation, de l'insomnie, et surtout obliger à interrompre le traitement, on l'évitera en raccourcissant la durée de l'insolation : cela dépend des épidermes. Et, si le coup de soleil survient, on le guérira soit par les applications de poudres isolantes, soit par les bains de 32° à 36°. Pratiquement, on interrompra le bain de soleil dès que le malade cessera d'en éprouver du bien-être.

Une autre méthode, conseillée par d'Œlsnitz et Armand Delille, consiste à commencer par des expositions partielles. On débute par la périphérie des membres. « Le premier jour, le malade aura les mains et les avant-bras, les pieds et les jambes exposés au soleil, pendant trois séances de cinq minutes. S'il n'y a pas eu de réaction fébrile, le lendemain, la durée des séances sera portée à dix minutes, dont cinq minutes consacrées à l'exposition des bras et de la moitié des cuisses. Le troisième jour, on porte, s'il n'y a pas eu d'incidents (élévation thermique *persistante* — l'élévation transitoire est, elle, la règle, et doit être recherchée — palpitations, dyspnée, fatigue, agitation, insomnie, migraine), la durée à un quart d'heure, pendant lequel cinq minutes pour la racine des cuisses et le haut du torse. On augmente ainsi progressivement chaque jour la durée de l'insolation et l'étendue de la surface cutanée » (Armand-Delille). Grâce à cette progression, on peut arriver en dix à quinze jours à faire des séances de trois quarts d'heure ou une heure, et même davantage chez certains sujets, une ou deux fois par jour.

En ce qui concerne le costume, la question est simple : pas de costume du tout, la nudité complète. Si le malade est debout, il se promène au soleil. Si, trop faible, il est couché sur un matelas, ou, ce qui est préférable, sur un lit de sable, comme je le fais à Argelès, il se tourne de temps à autre, de manière à présenter alternativement chaque partie de son corps au soleil. La tête doit être recouverte par un chapeau quand le malade est debout ; par une ombrelle, ou une tente, quand le malade est couché. A la fin de la séance, il est bon, pour faciliter la réaction qui devra se produire, qu'il fasse quelques exercices. Autant que possible, la séance doit se terminer par une application hydrothérapique; soit en passant sur le corps un linge trempé dans l'eau froide ; soit, comme je le fais dans mon établissement d'Argelès, par la douche froide ou écossaise suivant les cas.

Quand les bains sont pris en commun, le costume s'impose. Il sera le même que pour les bains d'air simples.

En ce qui concerne la durée, je le répète, elle varie suivant les malades, suivant leur résistance, leur mode de réaction, suivant la température. On procédera par tâtonnements. Au bout de quelques séances, on arrivera à trouver la dose qui convient à chacun. Mais, en général, on ne redoutera pas, avec un entraînement suffisant, les longues durées : une demi-heure, une heure et même plus. Rollier, à Leysin, expose pendant des mois ses malades au soleil, à une température de 40°, pendant quatre à six heures par jour. Néanmoins, au-dessus de 35°, on se souviendra que chez les nerveux le bain de soleil devient facilement un excitant, si on le prolonge.

Bains de soleil avec sudation. — Il ne faut pas les confondre avec les précédents. Le bain avec sudation se produit, soit quand la température de la lumière solaire est très élevée (au-dessus de 40°, jusqu'à 50° et même 55°), soit quand le sujet est exposé à la lumière solaire moyenne non pas nu, mais revêtu d'un emmaillotement (dans une couverture de coton ou de laine). La tête doit être placée à l'ombre, recouverte d'une serviette mouillée fréquemment renouvelée. Le malade est couché et se retourne toutes les trois ou cinq minutes, suivant la durée du bain. Le mieux est de commencer pendant quelques minutes par exposer au soleil le corps nu, la tête étant protégée. Si la température solaire est suffisamment élevée, la perspiration se fera après quelques minutes. Si l'on désire une transpiration plus rapide, ou plus marquée, pendant la dernière partie du bain, on enveloppera étroitement le malade dans une couverture. Après dix minutes de transpiration, la séance est terminée. Comme pour le bain de soleil simple, on le termine par une application hydrothérapique qui décongestionne les centres nerveux : linge humide, douche froide ou écossaise, grand bain tiède. Marche consécutive pour rétablir l'équilibre organique et faire la réaction.

Le bain de soleil avec sudation est très congestionnant, surexcitant et fatigant. Utile chez les rhumatisants, il a donc moins d'indication chez les déséquilibrés que les modes précédents. Chez eux, en effet, il faut craindre la dépression qui suit un coup de fouet trop fort. On n'en usera donc qu'à bon escient, et avec prudence, en évitant de les donner quotidiennement, et en les donnant très courts. Ils pourront rendre cependant des services, notamment chez les déséquilibrés obèses.

***

On m'excusera d'avoir insisté sur la médication atmosphérique et sur l'héliothérapie dans le traitement des déséquilibrés du ventre. Si je l'ai fait, c'est parce que cette médication est trop peu connue, surtout en France, où, pourtant, nous avons une gamme si riche de climats, et une insolation si puissante. J'ai l'espoir que peu à peu — il ne faut pas être trop exigeant dans notre pays ! — les praticiens apprendront à utiliser cette médication, qui leur donnera d'excellents résultats, à la condition qu'ils soient méthodiques et qu'ils sachent, en bons cliniciens, trouver le mode et la dose d'applications qui conviennent à chaque cas.

FRICTIONS

On comprend, d'après ce qui précède, l'importance que j'attache, dans le traitement du déséquilibre abdominal, aux moyens physiques qui agissent sur la peau. Parmi ceux-ci, il en est d'autres, encore, très actifs, dont j'ai à parler maintenant : ce sont les frictions et l'hydrothérapie.

J'ai déjà mentionné, à plusieurs reprises, l'utilité des frictions. C'est une excellente pratique. Elles interviennent seules, ou comme complément de la médication atmosphérique ou hydrique. Seules, elles remplacent (en partie) l'hydrothérapie chez les sujets faibles, pusillanimes, hypersensibles ; ou, surtout, elles les acheminent à l'hydrothérapie, en entraînant leur épiderme, en lui apprenant à réagir. Employées comme adjuvant du bain d'air, ou de la douche, elles permettent (pendant le bain d'air) de lutter contre le froid ; ou, les terminant, elles facilitent la réaction.

Comme tous les modes de la médication cutanée, la friction doit être quotidienne. Elle sera faite par le malade lui-même, ou par une autre personne.

L'auto-friction est assez fatigante, et elle essouffle vite, donne des battements de cœur. On ne l'autorisera donc que chez les malades qui ne sont pas trop affaiblis, et elle devra être, par son intensité et sa durée, en rapport avec les forces du sujet. Il procédera segments par segments, frictionnant d'abord la poitrine, puis les membres, avec un peu de repos entre chaque. La friction faite par autrui ne fatigue pas. Elle sera donc utilisée chez les malades très affaiblis. Chez certains, même, on pourra la commencer au lit. On aura soin, s'ils sont très craintifs, très sensibles au froid, de ne les découvrir que peu à peu, partie par partie, et de recouvrir aussitôt après la friction le segment frictionné. On sera souvent et agréablement étonné des résultats obtenus par cette stimulation de la peau. « L'excitation thérapeutique de la surface cutanée est une des sources les plus naturelles d'énergie physique, où nous devons puiser quand l'organisme fléchit. » La stimulation cutanée est tonique et décongestionnante du système nerveux général et de l'abdomen.

La friction se fait soit avec la main, soit avec un linge ou une flanelle rude, soit, pour ceux qui peuvent le supporter, avec un gant de crin.

La friction sera sèche. De temps à autre, surtout quand elle est employée seule, et non comme adjuvant de l'hydrothérapie, on imbibera le gant avec un alcoolat quelconque pour déboucher les pores de la peau.

Les déséquilibrés ont fréquemment, on le sait, des troubles vaso-moteurs très pénibles : alternatives de chaud et de froid ; sueurs profuses ; bouffées de chaleur, etc. ; les frictions luttent avec grand avantage contre ces troubles divers.

Les frictions, courtes et douces, dans les premières séances, deviendront, par la suite, plus longues, plus fortes. Mais, s'il est bon de frictionner fortement le dos, les membres, il faudra toujours agir avec plus de douceur pour la région antérieure du thorax, et surtout pour l'abdomen.

HYDROTHÉRAPIE

J'ai dit l'importance que je donne, dans le traitement de la déséquilibration, à la médication atmosphérique. Je ne voudrais pas, cependant, que cela fît croire que je mets au second plan la médication hydrique. A mon avis, de tous les agents physiques qui agissent sur la surface épidermique, sur « l'organe cutané », l'eau est le plus important. J'estime donc qu'on doit tendre, autant que possible, à l'emploi de l'hydrothérapie. Tantôt on l'utilisera d'emblée, seule ou concomitamment avec les autres médications cutanées. Tantôt on utilisera, auparavant, ces médications décrites précédemment. Mais toujours, quand faire se pourra, on se donnera pour but d'arriver à l'emploi de cet élément physique, puissant entre tous : l'eau.

Nous allons en étudier en quelques mots les principes physiologiques, d'après le Dr Pariset (1).

L'*eau froide* excite la sensibilité périphérique. L'excitation, par voie centripète, gagne les centres corticaux ; elle produit, sur son passage, des réflexes, dans les vaisseaux superficiels, dans les organes sous-jacents à la peau. Du côté du système nerveux, il recouvre, par réaction, son tonus, sa stimulation ; et, en outre, la détente nécessaire à l'équilibre ; elle est donc à la fois tonique et sédative : bref, régulatrice.

L'*eau chaude* éprouve moins la sensibilité ; l'effet, sur le système nerveux, est moins profond. Elle est surtout sédative plutôt que tonique. L'eau froide et l'eau chaude, si on prolonge l'action, provoquent l'anesthésie des nerfs de la peau et, par suite, la diminution de l'excitabilité réflexe. L'action de l'eau chaude, prolongée, devient déprimante.

L'*eau tiède* est peu excitante. La sensation est surtout

(1) Dr Pariset, in *Bibliothèque de thérapeutique* Gilbert-Carnot.

agréable; l'action, sédative. En abaissant la température, on peut la rendre, en plus, légèrement tonique.

Du côté des vaisseaux : l'eau froide produit la vaso-constriction avec hypertension, suivie de la vaso-dilatation avec hypotension. L'eau chaude produit les mêmes effets, mais atténués. Prolongée, elle peut arriver à un effet révulsif. Enfin, avec l'eau tiède, il n'y a presque pas de réactions vasculaires. Parallèlement, la réaction thermique (refroidissement, puis réchauffement) est plus marquée avec l'eau froide qu'avec l'eau chaude, à la condition que le sujet réagisse normalement. Ce qu'il faut bien retenir, c'est que de la surface cutanée part la réaction de sensibilité, le réflexe vaso-moteur qui provoque la réaction circulatoire, et le réflexe thermique qui règle, à l'aide des vaso-moteurs, le débit de chaleur thermique. On peut donc, à l'aide de l'eau, obtenir les effets suivants, d'après sa température et aussi sa durée d'application : excitation, réaction tonique, sédation, équilibration nerveuse, dépression, augmentation de la rapidité des réactions vasculaires et thermiques.

La peau est améliorée dans son fonctionnement organique. L'appareil neuro-musculaire strié est tonifié. L'appareil neuro-musculaire lisse est excité par une action courte, relâché par une action prolongée : on en voit donc toute l'importance pour améliorer le fonctionnement des organes abdominaux. On constate, en outre, l'augmentation des échanges respiratoires, du nombre des globules rouges et blancs, de l'élimination urinaire et en particulier du coefficient urotoxique.

On comprend, d'après cela, tous les résultats que l'on peut attendre de l'hydrothérapie dans le traitement des troubles nerveux, vasculaires et généraux, chez les déséquilibrés du ventre. Le tout est de savoir choisir et varier, suivant les malades ou les moments de la maladie, l'application opportune.

La réaction, au point de vue physique, se traduit par la coloration rosée de la peau, la sensation d'euphorie, de réchauffement; et suivant le mode d'application, par l'action tonique ou sédative; celle-ci variant suivant cette loi générale qui veut que « plus l'intensité de l'excitant est grande, plus l'application doit être courte ».

Localement, en effet, grâce à l'action anesthésique des applications prolongées, on peut obtenir la vaso-dilatation des vaisseaux périphériques et profonds, dilatation qui augmente le débit sanguin des organes profonds et modifie les conditions physiologiques de la région ou de l'organe.

On voit, par ce court exposé, que l'eau froide est le moyen hydrothérapique le plus actif. Ceci explique que certains médecins aient voulu ramener toute l'hydrothérapie à l'emploi de l'eau froide. A mon avis, et surtout quand il s'agit de nerveux, et particulièrement de déséquilibrés du ventre, c'est là une erreur. Si l'on s'obstinait, chez ces malades, à vouloir à toute force arriver à l'eau froide, on s'exposerait à bien des mécomptes ou à des insuccès. On y arrivera parfois, mais souvent il faudra en rester à la douche tiède, ou écossaise.

Le déséquilibré est, je l'ai dit, fréquemment un arthritique. Or, l'arthritique supporte mal l'eau froide. Souvent, malgré toutes les précautions prises pour faciliter une bonne réaction et tous les moyens progressifs d'entraînement, il réagit mal. Il demeure, après la douche froide, refroidi, courbaturé, mal à l'aise, fatigué. Revenez à la douche écossaise, ou même à la douche tempérée avec percussion moyenne, et vous verrez votre malade faire une réaction normale, éprouver une sensation de bien-être, de chaleur modérée, une toni-sédation. Je parle ainsi d'après une expérience déjà longue, et après des tentatives multipliées. J'estime donc, en principe, que, chez cet ordre de malades, il ne faut pas employer l'hydrothérapie brutale, à réactions trop vives. C'est surtout chez les déséquilibrés du ventre, quels que soient les moyens thérapeutiques qu'il veut mettre en œuvre, que le médecin doit s'inspirer de l'adage ancien : *in medio stat virtus.*

Les procédés hydrothérapiques que l'on peut utiliser avec avantage chez les déséquilibrés du ventre sont nombreux. Aussi serai-je assez bref sur chacun d'eux. Les uns peuvent être employés chez soi, au domicile du malade. Les autres ne peuvent être mis en pratique que dans des établissements spéciaux.

J'ai dit, précédemment, que les bains d'air et les frictions pouvaient servir d'entraînement, pour arriver à l'hydrothérapie. J'utilise souvent ces procédés, chez les malades hypersensibles, et je m'en trouve fort bien.

L'entraînement peut se faire, aussi, par des *applications* très courtes et *locales*. Par exemple, par la marche pieds nus sur l'herbe mouillée (méthode Kneipp), ou par le bain de pieds tiède, puis progressivement de plus en plus froid. Cette pratique est bonne, et l'on sera souvent surpris des résultats donnés, sur l'organisme tout entier, par ces applications locales. C'est aussi un bon moyen d'endurcissement, pour lutter contre le froid aux pieds si fréquent chez les déséquilibrés. Après les bains de pieds, on pourra passer aux bains de jambes, puis aux demi-bains. Ces bains seront tièdes, puis, de jour en jour plus froids. Parfois on pourra arriver à l'eau froide : 12°, 14°, 16°. Parfois on devra se contenter de l'eau tempérée. Mais on n'oubliera pas qu'il ne faut rien exagérer, qu'il ne faut pas rechercher une réaction trop vive, qui amènerait la surexcitation, puis la dépression ; et que plus l'eau employée est froide, plus courte doit être son application. Un bain local froid ne doit pas durer plus de quelques minutes, voire plus de quelques secondes. On peut avoir aussi plusieurs bains de pieds, à température différente, et en user successivement.

Une bonne application locale, qui calme l'excitation nerveuse, l'insomnie, est l'affusion sur la colonne vertébrale : eau à 40°.

Les *affusions* et *lotions* courtes sur tout le corps — dont le tub est le type — seront aussi de mise. A vrai dire, le tub est plutôt un moyen hygiénique que thérapeutique. Et il est certain qu'il n'est pas, en thérapeutique, très puissant. Il est loin d'égaler la douche, dont il n'a pas la percussion. Il rend service, cependant, quand, pour une raison quelconque, on ne peut avoir recours à d'autres procédés, ou pour aguerrir, entraîner les malades trop susceptibles. Chez ceux-là, le mieux est de le pratiquer le matin, au réveil. Le malade a emmagasiné de la chaleur pendant le séjour au lit. Il prend son tub avec de l'eau tiède, arrosant avec la grosse éponge les diverses parties du corps, rapidement (je préfère cela au collier-douche). Le tub ne doit durer que quinze à vingt secondes. Sans s'essuyer, le patient met son peignoir-éponge, qui a été chauffé, soit devant la cheminée, soit en le laissant enfoui dans le lit. Puis il se recouche, faisant au lit (avec une boule d'eau chaude aux pieds) la réaction. Un quart d'heure après, la réaction est faite. Le patient se lève, s'habille, déjeune. Petit à petit, l'eau sera rafraîchie, sans modifier la durée de l'application. On peut aussi, en ayant deux cuvettes, l'une contenant de l'eau tiède, l'autre de l'eau froide, et en terminant par l'eau froide, obtenir un tub « écossais » qui facilite la réaction. Lorsque le sujet est plus entraîné, il peut clôturer par le tub le bain d'air matinal et les exercices gymnastiques. Dans ce cas, la réaction finale sera faite soit au lit, soit par un peu de marche. On peut aussi terminer le tub par des frictions. Mais celles-ci doivent être faites quand le malade est recouché, en le découvrant partie par partie. Sinon, à cause de l'évaporation, le malade se refroidirait, et la réaction serait manquée.

Le *drap mouillé* lutte bien contre l'insomnie. Il est, en effet, éminemment décongestionnant et calmant. Beaucoup en parlent; bien peu savent l'appliquer exactement. Le drap mouillé peut être complet ou partiel (maillot complet, demi-maillot). Il peut être simple, excitant et tonique ; ou refroidissant, sédatif ; celui-ci est employé dans les maladies aiguës, pyrétiques, comme succédané du bain froid. Le drap mouillé tonique se fait à l'aide d'un drap de 2 à 3 mètres de long sur $1^{m},50$ de large. On le trempe dans l'eau froide et on l'applique sur le malade nu, et debout, dans une chambre chauffée. Le malade levant les bras, on l'applique sur tout le corps, qu'il entoure depuis les aisselles jusqu'aux pieds. Puis le malade baisse les bras, et ils sont recouverts, l'un après l'autre. Ceci fait (très vite), on exerce des frictions vigoureuses, verticalement, en avant, puis en arrière. L'excitation est plus intense si on a la précaution de tordre le drap. On commence par l'eau tempérée, on arrive peu à peu à l'eau froide. La réaction obtenue est sensiblement la même qu'avec la douche froide, que le drap mouillé peut suppléer en partie. On enlève le drap après quarante-cinq à soixante secondes (rarement davantage), très rapidement; puis la réaction se fait, soit au lit (le malade se met au lit, avec un peignoir sec et chaud, sans s'essuyer, ou même revêt son linge de nuit); soit par l'exercice-gymnastique, ou la marche. On peut faire suivre le drap mouillé d'une friction. Les applications seront faites, soit le matin au réveil, soit le soir au coucher, deux heures et demie après le repas. En procédant avec graduation et prudence, on arrive à faire supporter le drap mouillé aux malades les plus arthritiques, les plus frileux, avec de bons résultats. Ainsi mis en œuvre, le drap mouillé est excitant et tonique.

Au contraire le drap mouillé réchauffant, « thermogène », est calmant. Il élève la température du corps, même jusqu'à la sudation. On dispose sur le lit une grande couverture de laine. Par-dessus on étend un drap trempé dans l'eau froide et tordu. Le malade se couche dessus, on l'enveloppe avec le drap, aussi hermétiquement que possible, surtout autour du cou, en le moulant. Puis on fait de même avec la couverture. La première impression est celle de froid. Puis le malade se réchauffe de plus en plus. Après trois quarts d'heure ou une heure, la transpiration apparaît. C'est avant qu'elle commence que l'on suspend l'application. Il est bon de mettre des compresses froides sur la tête. La réaction se fait par une friction sèche ou alcoolique, suivie de la marche, ou (par exemple chez les insomniaques) au lit, le malade agissant comme après le drap mouillé simple. Comme pour le précédent, on pourra procéder seulement par demi-maillot. Mais l'application totale est préférable. L'action de ce mode d'application est essentiellement sédative, très utile pour lutter contre l'insomnie, contre l'excitabilité nerveuse des déséquilibrés.

Les *bains* rendent également de grands services dans la thérapeutique des déséquilibrés. On les donne plus ou moins prolongés, plus ou moins chauds. Le type du bain calmant à utiliser pendant les périodes d'excitation nerveuse est le bain à 34°, 35° ou 36° (suivant les sujets) et d'une durée de trente à soixante minutes.

On peut employer, également, les bains médicamenteux : bains amidonnés, au carbonate de soude, au thérébin, bains de son.

Les bains froids, excitants, doivent être bannis chez les déséquilibrés, même s'ils sont très courts.

Après l'étude succincte de ces divers modes d'application, que l'on peut utiliser chez soi, nous arrivons au procédé hydrothérapique par excellence, à celui qui est le plus actif, mais aussi le plus difficile à manier, à celui que l'on ne peut employer que dans un établissement spécial, dont l'emploi doit être attentivement réglé et surveillé par une direction médicale : je veux dire la *douche.*

La douche sera générale ou locale.

La *douche générale* est l'idéal à atteindre en fait d'hydrothérapie. C'est une arme extrêmement puissante et efficace, mais qu'il faut bien savoir manier.

La douche générale est chaude, tempérée, froide, ou écossaise. Ayant dit déjà le mode d'action et les indications de la température de l'eau, je n'ai guère à y revenir ici. Chez les déséquilibrés hypersensibles, et c'est la majorité, on ne pourra presque jamais utiliser la douche froide, trop excitante et douloureuse. Pour ces malades, je me sers couramment soit de la douche tiède à 35°, 36°, soit de la douche écossaise (jet chaud à 40°; jet frais à 24°, 22°, terminant la douche et facilitant la réaction). La douche écossaise, en faisant accomplir aux vaisseaux une série de contractions et de dilatations qui facilitent l'irrigation des régions traitées, rééduque les nerfs de ces régions : elle lutte donc efficacement contre les troubles vasomoteurs.

Chez d'autres, j'arrive (par degrés, par transition lente, en procédant de la douche tempérée à la douche écossaise, puis à la douche progressivement refroidie), à l'emploi de la douche froide ; ceci, surtout chez les torpides, les déprimés, à réactions plus lentes.

En général, on a le tort de donner les douches trop longues. Il n'est pas rare d'entendre des malades vous dire qu'on leur a prescrit des douches tempérées de deux, trois, quatre minutes — même dix minutes (!). C'est très exagéré, et on fatigue ainsi ses malades.

Personnellement, je commence par la douche tempérée de quarante-cinq secondes. J'atteins peu à peu une minute, une minute et demie. Et j'en reste là, pendant les vingt à quarante jours que dure la cure hydrothérapique. Quand la douche est froide, je ne dépasse pas trente secondes. Jusqu'à une minute, la douche tempérée est plutôt tonique. Elle est plutôt sédative quand elle dure d'une à deux minutes.

Quant à la percussion, qui est un des grands facteurs pour la réaction, elle doit varier aussi avec les malades et leur degré d'excitabilité : forte, elle est excitante; faible, elle est sédative. En général, j'emploie le jet brisé (avec la main). Parfois, chez les hypersensibles, la pomme d'arrosoir. Très rarement, le jet plein (la pression dans mon établissement est de 12 mètres) ; et je le réserve pour des applications locales (par exemple sur la colonne vertébrale).

L'essentiel est d'arriver à obtenir une réaction rapide, suffisante, sans exagération, sans fatigue, avec sensation terminale d'euphorie. Cette réaction sera d'ailleurs d'autant plus facilitée qu'elle aura été précédée par la préréaction, fournie par exemple par une série d'exercices, ou par la marche. Cette réaction, on la voit se dessiner, pour peu qu'on en ait l'habitude, au cours même de la douche.

Pour donner la douche générale, on commence toujours par le dos et la face postérieure du corps, sur laquelle on promène le jet rapidement. Puis on passe à la face antérieure, en baissant la percussion quand on arrive à la région précordiale et ombilicale (sauf indications spéciales) ; on termine par les faces latérales, puis par un retour à la face postérieure.

Si l'on veut lutter spécialement contre l'insomnie, contre la faiblesse excitable, on promène le jet assez lentement sur la colonne vertébrale, avec une percussion faible. Dans ces cas, on peut utiliser l'eau froide (le type de cette application sera donc la douche écossaise, terminée par le jet froid).

Un excellent procédé, qui évite toute impression pénible au malade et le fait bénéficier de l'eau chaude et de l'eau froide, est la douche progressive. On commence avec l'eau à 36°, que l'on refroidit progressivement. Il lutte très bien contre les palpitations, l'éréthisme cardiaque. Il est aussi un bon moyen d'acheminement vers les applications froides.

La douche doit être terminée par une friction vigoureuse avec la main nue, ou à travers le linge, avec claquements; puis, autant que possible, par un peu de marche, ou par un séjour au lit.

Passons maintenant à la *douche locale*. On l'emploie soit isolément, soit au cours et comme complément de la douche générale. Les applications locales ont leurs indications chez les déséquilibrés.

La douche locale chaude produit des effets révulsifs (vasodilatation) ; elle diminue l'excitation réflexe et anesthésie la région douchée ; « elle améliore les fonctions des organes intéressés par l'augmentation du débit sanguin qu'elle y détermine ». La douche locale froide excite les réflexes vasomoteurs, provoquant des phases successives de contraction et de relâchement des vaisseaux, et convient aux états torpides des organes. Tandis que la douche chaude calme les états douloureux, la douche froide les augmente.

Pour la douche locale chaude on dirige, en le promenant lentement sur la région à traiter, le jet très brisé, à 34° ou 36°, puis on augmente jusqu'à 40° même 45°. La durée, qui peut être assez longue, est limitée par la rougeur de la peau

La douche locale froide est beaucoup plus courte ; elle est limitée également par la rougeur de la peau.

La douche localisée aux pieds (douche plantaire) et aux jambes, outre qu'elle permet de lutter contre certaines céphalées des déséquilibrés du ventre, est utilisable aussi pour arriver à les entraîner progressivement, quand ils n'en ont pas l'habitude, vers la douche générale. On la donnera dans ces cas courte, avec percussion progressive; tempérée, chaude, ou écossaise (jet froid succédant au jet chaud); chez certains, même, par cette douche des membres inférieurs, on arrive presque aux mêmes résultats que par la douche générale.

J'ai déjà parlé de la douche appliquée sur la colonne vertébrale. Elle rend service chez les hyperexcités, à réflexes exagérés, chez les insomniaques, les rachialgiques : douche chaude, faiblement percutante, promenée lentement ; douche froide à percussion faible ; douche *baveuse.* Pour celle-ci, le malade doit être à la distance de $0^m,50$ au plus; le jet mobile en large lance s'écoule sur la région vertébrale sans le moindre choc ; l'eau, dans ce cas, doit être employée chaude, à 40° ou à 45°.

Employée très chaude, ou froide courte, dans l'un et l'autre cas avec percussion forte, à titre révulsif, la douche ordinaire appliquée *loco dolenti*, calme les algies lombo-sacrées.

Lorsqu'il y a des douleurs précordiales, par réflexe d'origine digestive, la douche chaude les calme, appliquée prudemment sur cette région (percussion faible ou moyenne, ou, mieux, douche baveuse). De même pour les troubles congestifs du foie.

Dans la constipation atonique, il est bon d'appliquer la douche froide, courte, à jet largement brisé, sur l'abdomen ; dans la constipation spasmodique, l'eau chaude est indiquée, de la même manière.

Dans les douleurs gastriques, le spasme pylorique, la douche chaude épigastrique, prudente, a ses indications. En cas d'atonie stomacale, on essaiera de recourir à la douche froide.

Quand il y a des points névralgiques, on utilise avec fruit, sur la région douloureuse, la douche chaude à 40°, même à 45° : durée une à deux minutes, suivie d'un jet froid très court, le tout produisant un effet révulsif.

***

En terminant ce chapitre de l'hydrothérapie, je désirerais résumer rapidement les indications de la douche générale chez les déséquilibrés du ventre à forme neurasthénique. A leur sujet, je répète une fois de plus, au risque d'être taxé de rabâchage, qu'il faut de la prudence, du doigté, des tâtonnements, et savoir « changer son fusil d'épaule », suivant les malades, et les moments de la maladie chez un même malade. Ils sont ou déprimés, ou excités. Chez les déprimés, on essaiera d'arriver progressivement, assez vite, à la douche froide. Le Dr Pariset conseille, chez les déprimés excitables (faiblesse irritable), le matin la douche tonique, froide ; le soir, une douche sédative, tiède, légèrement rafraîchie à la fin. Pour les excités, il conseille la douche progressive, d'abord à 35° ou 40°, refroidie peu à peu, mais sans s'abaisser au-dessous de 30° ; durée, une minute à une minute et demie. Ce sont là règles générales dont il faut savoir se départir à l'occasion. C'est ainsi que certains malades sont tellement déprimés que leur vitalité diminuée n'a pas la force de réagir à l'eau froide ; chez eux, la douche à 38°, de quarante-cinq à soixante secondes, conviendra.

Je rappelle que, pour ces malades, les applications hydrothérapiques autres que la douche seront souvent utilisables : pour les déprimés, drap mouillé tonique avec frictions ; pour les excités, longs bains chauds, enveloppements chauds.

***

Une question est souvent posée au médecin : faut-il être à jeun, doit-on attendre trois heures après le repas pour prendre la douche?

Nullement. Sauf pour la douche froide, on peut parfaitement prendre le petit déjeuner avant la douche. Chez certains, même, cela permet une réaction meilleure.

Autre question : peut-on doucher les femmes pendant les règles? Assurément. Il n'y a là aucune contre-indication. A ce sujet, voici ma ligne de conduite : autant que possible, je ne fais pas commencer les douches pendant la période cataméniale. Quand les règles surviennent au cours de la série de douches, je fais continuer celles-ci sans interruption. Quand les circonstances m'obligent à faire commencer la série de douches durant les règles, j'attends, surtout chez les personnes non entraînées, le troisième ou quatrième jour des règles.

COMPRESSES

Je me sers volontiers, et avec avantage, des compresses chez les déséquilibrés, pour modifier les troubles gastriques : atonie de l'estomac, syndrome pylorique (dilatation et ptose de l'estomac, s'accompagnant de spasme pylorique), douleurs gastriques, crampes, lenteur de la digestion stomacale. La compresse chaude agit à titre de sédatif, calmant la douleur et le spasme. La compresse froide thermogène (Cf. *Drap mouillé*) est excitante et aide à la contraction du muscle gastrique : elle est donc utile dans l'atonie.

Ces compresses ne sont pas utilisables seulement dans les troubles gastriques. Elles peuvent calmer, appliquées *loco dolenti*, les diverses algies. Appliquées sur la région intestinale, elles servent au traitement de la constipation : la compresse chaude, sédative, réduit le spasme intestinal ; la compresse froide, excitante, modifie l'atonie de l'intestin.

Le mode d'emploi est facile. On se sert d'une serviette pliée en quatre. On la plonge dans l'eau, chaude ou froide ; on l'exprime de manière que l'eau ne coule plus ; on l'applique sur la région à traiter (creux épigastrique dans les troubles de l'estomac ; tout l'abdomen dans les troubles de l'intestin). On recouvre avec un taffetas ou la *silk* protective, dépassant de 2 à 3 centimètres, de tous côtés, les limites de la serviette, pour éviter l'évaporation, le refroidissement. Quand la compresse se refroidit, on la retrempe dans l'eau tiède ou chaude (50° environ). La compresse froide, aussi, doit être changée quand elle se réchauffe. Quant à la compresse froide thermogène, elle est laissée en place, sans y toucher, jusqu'à effet (une demi-heure environ).

Naturellement, ceci doit se faire le sujet étant allongé sur le dos, dans la position horizontale.

Dans les troubles gastriques, quand il y a douleur pendant la période digestive, je fais mettre la compresse chaude une demi-heure après le repas, et pendant une demi-heure ou trois quarts d'heure de durée. Dans l'atonie, la lenteur des digestions, je fais mettre la compresse chaude, ou froide thermogène, pendant le maximum de la digestion stomacale : trois quarts d'heure après le repas ; durée de l'application : trois quarts d'heure ou une heure. Quant au choix de la compresse chaude, ou de la compresse froide thermogène, j'avoue que je me laisse guider par l'empirisme et procède par tâtonnements. Je commence par les applications chaudes. Si elles ne donnent pas de résultats, j'essaie les compresses froides thermogènes.

Certains malades, ennuyés par le tracas que donnent les compresses, la « cuisine » qu'elles exigent, se servent de la bouillotte en caoutchouc à demi remplie d'eau chaude. Ce n'est qu'un pis-aller, très insuffisant. Elle est d'ailleurs un peu lourde.

On n'oubliera pas le vieux *cataplasme* à la farine de lin, un peu répugnant, mais toujours utile, conservant longtemps la chaleur.

Un bon procédé, comparable au cataplasme, mais plus vite appliqué, et non salissant, est le *ouataplasme*. On le trempe dans l'eau chaude ou tiède, et on s'en sert comme d'une compresse. Son action, douce, émolliente, chaude, est essentiellement sédative.

J'utilise également, chez les atoniques gastriques, à titre d'excitant, et par suite comme succédané de la compresse froide thermogène, la *compresse d'alcool*. Elle agit, aussi, en faisant un appel de chaleur locale. On l'applique au même moment, et pendant la même durée, que la compresse froide. Pour ce faire, il faut tremper de la tarlatane, mise en quatre doubles, dans de l'alcool à 90°. On la met en place, après l'avoir légèrement essorée ; et, par-dessus, on met une feuille de taffetas débordant de tous côtés. Puis, si on le juge utile, quelques tours de bande, ou un bandage de corps. On laisse la compresse une demi-heure. Ces compresses irritent l'épiderme, à la longue. Quand elles deviennent trop douloureuses, on vaseline ou on glycérine la peau ; et, jusqu'à ce que l'épiderme soit redevenu normal et permette de nouveau leur emploi, on les remplace par des compresses trempées dans l'eau chaude.

CURES THERMALES

Les cures thermales ne sont pas un auxiliaire négligeable. Plombières et Châtel-Guyon, ces deux « capitales du ventre », seront très utiles aux déséquilibrés. Ainsi que le conseille le Pr Robin, on enverra les déséquilibrés excités spasmodiques à Plombières, qui est sédatif ; et les déprimés atoniques à Châtel-Guyon, qui est plutôt toni-excitant. Ces cures seront d'ailleurs avantageusement suivies d'un séjour de quelques semaines dans une station d'altitude. Vichy est indiqué lorsque la tare hépatique domine : à la première période : Célestins, Mesdames : à la deuxième période : Grande-Grille ; à la troisième période : Hôpital et Grande-Grille. L'eau thermale doit être absorbée à jeun. Il faut, du reste, que la cure soit minutieusement guidée par le médecin ; et celui-ci se souviendra, pour doser les graduations de la cure, de la sensibilité réactionnelle si marquée chez ces malades. Si les troubles nerveux sont dominants, on se trouvera bien de Néris. Enfin, tel trouble plus particulier pourra amener des indications spéciales, et il serait trop long d'énumérer les diverses stations : Salies-de-Béarn, Saint-Sauveur, Bagnoles-de-l'Orne, etc., auxquelles on pourra avoir recours contre tels ou tels symptômes spéciaux (utérines ; variqueux, etc.).

MASSAGE

Je ne saurais trop proclamer l'importance du massage chez les déséquilibrés. Il a été critiqué, même par des spécialistes.

C'est à tort. Bien manié, il donne au médecin une arme utile susceptible de lui rendre de grands services, très variés suivant la manière, les procédés mis en œuvre.

Le massage a été longtemps discrédité. Si on l'admet pour les fractures, les troubles musculaires des membres, le public et même les médecins sont loin encore d'en comprendre l'utilité dans le traitement des maladies de l'abdomen et des maladies nerveuses. Mais le massage vaudra suivant ce que sera le masseur. Il faut un masseur exercé. Et qu'il s'agisse d'un médecin ou non, un long apprentissage sera nécessaire ; car on ne s'improvise pas masseur ; on le devient par la pratique.

Il faudra toujours avertir les malades que le massage, comme du reste tous les agents physiques, ne fait pas des miracles. Ces malades, nerveuses, qui arrivent au physiothérapeute après avoir épuisé le stock des autres médications, sont découragées et impatientes. Elles manquent de constance ; elles se démontent à la moindre rechute, croyant tout perdu, jetant à la plus petite crise le manche après la cognée. Bien des fois ces malades nous ont dit avoir l'horreur du massage abdominal, qui a été tenté sur elles à plusieurs reprises sans résultat ; qui même, parfois, a amené une recrudescence à leurs maux. Dans ces cas, on peut presque toujours affirmer que le massage a été mal fait, mal indiqué ou mal surveillé. Comme tous les agents physiques, c'est une médication active, qui peut faire beaucoup de bien, ou beaucoup de mal. Et j'ai vu souvent telles de ces malades, pusillanimes, rebelles à l'idée du massage à cause de leurs fâcheux essais antérieurs, l'accepter, puis le réclamer, après ce nouvel essai, parce qu'elles sentaient qu'il leur faisait du bien.

Le **massage général** tonifie tout l'organisme en le calmant. C'est un bon moyen pour agir sur le système nerveux central, par voie réflexe, par l'intermédiaire des innombrables terminaisons nerveuses épanouies dans l'épiderme. C'est un excellent moyen de régulariser le système nerveux. Après un massage général, à condition qu'il ne soit pas trop long (quinze à trente minutes), le déséquilibré se sent défatigué, plus alerte. Il voit disparaître ses tiraillements, énervements, ou « nerfs à fleur de peau ». C'est un anesthésiant général. Il amène vite la sédation de la courbature et des diverses contractures. Il sera plus ou moins profond, plus ou moins prolongé suivant les cas. Le massage doit se faire avec les deux mains, bien souples, épousant bien les surfaces. Pour faciliter les glissements, on se sert de talc. Il sera souvent nécessaire que le médecin, s'il ne masse pas lui-même, assiste aux séances pour les diriger, au moins pendant les premiers temps. Chez les hyperexcitables, il faut savoir au début se contenter de manœuvres superficielles : effleurages, frictions : exécutées largement, mais doucement. Ce n'est que plus tard que l'on arrivera au tapotement, aux hachures, au pincement, au pétrissage des plans sous-cutanés et des masses musculaires. Chez les hypoexcités, au contraire, c'est sur ces dernières manœuvres qu'on devra insister.

Le massage **local**, surtout par les vibrations, sera utile contre les algies.

Quant au **massage abdominal** (1), il est indispensable. Ce que j'ai dit touchant la pathogénie et la physiologie pathologiques des déséquilibrés montre ce qu'on doit demander au massage : c'est de rendre, autant qu'il est possible, leur tonicité aux muscles striés de la paroi, aux muscles lisses des viscères, aux ligaments ; c'est de calmer, au contraire, certaines contractures ; c'est d'influer sur les plexus nerveux, et particulièrement le plexus solaire, et par leur intermédiaire, par voie réflexe, sur les centres directeurs de l'abdomen et de l'équilibre abdominal, qui à leur tour interviendront pour modifier les fibres musculaires lisses de l'intestin et le péristaltisme ; c'est de faciliter la circulation de retour, soit dans les gros vaisseaux, extraviscéraux, soit dans l'intérieur des organes (intestin, estomac, foie, utérus, etc.). Le massage à lui seul ne remplira pas cet office. Mais il y aidera, servant d'auxiliaire aux autres moyens physiques, soit ceux déjà énumérés, soit ceux que j'étudierai plus loin (en particulier la cinésie et l'électrisation galvanique).

On a dit que le massage n'agissait pas sur la constipation. C'est une erreur. Le massage n'agit pas toujours sur la constipation (je voudrais bien savoir, d'ailleurs, quelle médication guérit ou améliore toujours toutes les constipations !). Mais il agit très souvent sur ce symptôme, si fréquent chez les déséquilibrés. Physiologiquement, théoriquement, cela se conçoit. Et les résultats cliniques s'accordent avec la théorie.

Mais il faut savoir, si besoin est, ne pas se borner au seul massage, et faire donner les autres agents. Par exemple, dans la constipation atonique, on fera marcher de pair le régime, le massage excitant, l'hydrothérapie générale (bains, douches) ou locale (douches froides, compresses froides), l'électrisation sous un mode approprié (faradique, galvanique avec secousses rythmées) ; dans la constipation spasmodique, le massage sera sédatif (effleurage superficiel et profond) : on emploiera l'hydrothérapie générale et locale tiède, les compresses chaudes,

(1) Je rappelle les belles recherches de Stapfer (contrôlées par Marey), sur le *Réflexe dynamogène*, inverse du réflexe de Goltz, et qui ont établi scientifiquement l'effet tonique du massage court, l'effet déprimant du massage long.

le bain ou la douche d'air chaud sur la paroi abdominale, la galvanisation à faible dose. Si, comme il arrive souvent dans l'entérite muco-membraneuse, certains points de l'intestin sont spasmodiques, contracturés, certains autres atoniques, dilatés, on n'emploiera pas les mêmes procédés sur tout le trajet de l'intestin ; mais se fondant sur une bonne clinique, on appliquera dans la même séance, ou dans des séances alternées, un traitement différent suivant les points et les symptômes observés : traitement physique excitant sur les points atoniques; traitement physique calmant sur les points contractés.

Le Dr Salignat divise, assez justement, les constipés comme suit : les gros ventres volumineux et tendus se rencontrant chez les pléthoriques abdominaux et indiquant une gêne de la circulation portale ; cette forme réclame le massage court, léger, excitant ; — les ventres pendants, avec chute plus ou moins prononcée de la paroi et des organes, avec spasmes sur certains points, atonie sur d'autres : à ceux-là convient le massage varié, alternant, dont je parlais plus haut ; — quant aux ventres plats ou creux, avec ou sans ptose viscérale, ils existent d'habitude chez des malades à troubles nerveux très marqués; ils demandent un massage léger, prolongé, sédatif.

Est-il illusoire de dire que le massage a, en outre, une action mécanique qui facilite, par pression directe et *vis a tergo*, la progression des matières dans l'intestin et aide à leur évacuation? C'est là une action immédiate, à laquelle on a attaché beaucoup d'importance, mais que, pour ma part, tout en en admettant la réalité, je laisse au second plan. J'attribue un rôle bien plus grand aux actions que je viens de signaler et qui, si elles demandent parfois des semaines pour se manifester, sont, aussi, plus physiologiques et plus durables.

Ce que je viens d'indiquer montre que les divers modes de massage peuvent être appelés à intervenir, quand il s'agit de l'abdomen : effleurage (superficiel ou profond), frictions, percussion, pression (on pourra faire cette pression successivement, sur les trois côlons, en partant du cæcum jusqu'à l'S iliaque : j'appelle cela le « refoulement en échelle »; à ce sujet, on se rappellera que le côlon transverse est rarement transversal et rectiligne même chez le sujet couché, mais décrit une courbe prononcée, à concavité supérieure et dont le point déclive est plus ou moins bas, plongeant souvent dans le bassin, à coup sûr très fréquemment au-dessous de l'ombilic).

Bien que, lorsqu'on fait le massage de tout le tube digestif, le massage de l'estomac doive, logiquement, précéder celui du gros intestin, je décrirai d'abord ce dernier. Chez les déséquilibrés, en effet, le massage de l'estomac n'est pas toujours nécessaire. Celui de l'intestin, et particulièrement du **gros intestin**, est au contraire toujours indispensable.

*
* *

Le malade étant à jeun depuis au moins trois heures, on fait d'abord un massage général du ventre (Dr Cautru) ; il agit sur la circulation, sur les plexus nerveux, sur les fonctions des diverses glandes annexes : foie, pancréas; sur les muscles de la paroi. C'est dire l'importance de cette première phase, préparatoire, qui dure de cinq à dix minutes.

D'abord superficiel, puis profond, il consiste en effleurages, foulements, pressions, pétrissages, pincements de la paroi, hachures, vibrations. Chacune de ces diverses manœuvres, dont l'ensemble durera cinq à dix minutes, est répétée un certain nombre de fois, suivant les cas, les indications particulières. Le malade doit avoir uriné et être placé sur un lit dur, étroit, assez bas. Le bassin du patient est un peu élevé ; les cuisses sont en abduction, en flexion légère pour relâcher la paroi. Certains médecins commencent le massage du gros intestin par l'S iliaque, afin de le vider (Cautru). Pour ma part, je commence toujours par le cæcum et m'en trouve bien. Le cæcum est souvent douloureux. Il faut donc le masser avec prudence et commencer par un palper-massage anesthésiant, suivi de quelques vibrations de peu d'amplitude, mais très rapides. Puis on passera à des manœuvres plus profondes, plus énergiques (foulement, rotation), d'abord avec la pulpe des doigts, puis avec la paume des mains, enfin avec les poings fermés : mais en agissant doucement, progressivement, sans brutalité.

Le Dr P. Desfosses décrit ainsi le massage de rotation : « Le masseur, contenant bien avec ses mains la masse intestinale, fait décrire à ses mains un mouvement circulaire sur place ; il appuie d'abord avec le talon de la main, puis successivement avec le bord radial, l'extrémité des doigts, le bord cubital, puis de nouveau le talon de la main, sans que la main, pendant ce mouvement, cesse de garder le contact avec la paroi abdominale. »

S'il y a contracture, on se bornera au palper-massage, au foulement léger. S'il y a atonie, on continuera par du pétrissage, des hachures, des tapotages.

Ces diverses manœuvres agissant à la fois sur les éléments circulatoire, musculaire et nerveux (les vibrations surtout), seront, à tour de rôle, exécutées sur les divers points du gros intestin, toujours en allant du cæcum à l'S iliaque. Le masseur étant placé à droite du malade, la main droite massera la partie droite du ventre, la main gauche la partie gauche. C'est dire que la main gauche doit être aussi entraînée que la droite à ces exercices. Les angles coliques, profondément cachés, ne sont accessibles au massage que d'une manière médiate. Pour les atteindre, il faut agir comme si on voulait rechercher un rein flottant et imprimer aux deux mains ainsi placées, l'une en avant au niveau du flanc, l'autre en arrière, un mouvement de rotation et de vibration qui pénètre aussi profondément que possible (Cautru).

Les vibrations, sur lesquelles les différents techniciens du massage (notamment le Dr Bourcart) ont toujours insisté, sont des plus importantes. Pour bien agir, elles doivent être extrêmement rapides, régulières. Pour être bien faites, elles doivent être exécutées par un mouvement limité au poignet, et il faut que la main acquière une dextérité telle que l'oscillation devienne presque mécanique, sa répétition et son amplitude étant pour ainsi dire indépendantes de la volonté. Ce résultat est difficile à atteindre ; de plus, la manœuvre est très fatigante. Il est rare qu'on puisse obtenir 200 oscillations par minute. Aussi a-t-on cherché à les remplacer par les vibrations instrumentales dont je parlerai plus loin. Les vibrations sont sédatives. Les expériences de Colombo (1894) ont démontré qu'elles augmentent les sécrétions des organes abdominaux.

La durée totale d'une séance de massage intestinal, telle que je viens de la décrire, ne doit pas dépasser dix à vingt minutes.

***

Chez les déséquilibrés, le **massage de l'estomac** peut également s'imposer ; soit que les malades présentent le syndrome pylorique, soit qu'ils présentent de l'atonie simple ; ou encore de l'atonie avec ptose ; ou de la dilatation ; toutes variétés décelables par l'examen clinique, aidé, si besoin est, par l'examen radiologique.

Le massage de l'estomac se fait le malade étant à jeun depuis au moins trois heures. Le masseur se place à droite ou à gauche du malade et agit avec les deux mains. Il commence par un effleurage général du ventre, très superficiel d'abord, puis, après quelques instants, un peu plus profond. (Cet effleurage a pour but de calmer et de préparer le sujet à subir les autres manœuvres plus vigoureuses.) Si l'estomac est ptosé, il est bon de relever le siège du malade. Puis on localise cet effleurage demi-profond à la grande courbure, dans l'hypocondre gauche, de haut en bas. Ensuite, à la petite courbure, de l'appendice xiphoïde pour aboutir à l'ombilic. Dans un deuxième temps, on ajoute le refoulement profond et les vibrations en suivant le même trajet. S'il y a spasme du pylore, les vibrations seront prolongées au niveau de la région pylorique.

Enfin une main étant appliquée au-dessous des fausses

côtes gauches, une autre le long de la petite courbure, on procède à des mouvements progressivement croissants d'expression. On revient ensuite à quelques vibrations et on termine par quelques effleurages.

Quand on veut ajouter le massage de l'**intestin grêle**, on fait d'abord l'effleurage superficiel, puis demi-profond de la masse abdominale totale. On passe ensuite au foulage, au pétrissage, aux hachures (prudemment) de la partie moyenne et inférieure de l'abdomen, puis aux vibrations profondes de toute cette même région. Pour faire un bon foulage de l'intestin grêle, les mains sont appliquées, l'une à droite, l'autre à gauche, embrassant entre elles la masse du grêle, et agissant, alternativement, sur les divers points diamétralement opposés de la masse, par un double mouvement de foulage et de rotation, un peu analogue à la « danse du ventre ». Puis les deux mains impriment un ballottement à tout l'ensemble de la masse, agissant alternativement, de droite à gauche, et *vice versa*. Ce ballottement alternatif des deux mains provoque d'habitude quelques coliques. On termine par quelques vibrations et un effleurage demi-profond, rapide.

Ce sont là, naturellement, des règles générales, susceptibles de modifications suivant les sujets.

Quand on doit faire un massage complet de l'abdomen on commence par l'estomac, on continue par l'intestin grêle, on termine par le gros intestin, suivant ainsi une progression physiologique. On simplifiera et on raccourcira les divers temps décrits pour chacun des trois massages en particulier, car certains feraient un double emploi.

Je le répète, c'est au médecin à choisir, en bon clinicien, parmi ces manœuvres, celles qui lui semblent répondre au cas particulier qu'il a à traiter, à en doser le mode d'application, la force, la progression, l'étendue, la profondeur, la durée, suivant le malade, l'entraînement du malade à ce genre de traitement, et le moment de sa maladie.

***

Certains médecins ont préconisé l'auto-massage, le massage exécuté par le malade lui-même (soit le massage manuel, soit à l'aide d'instruments *ad hoc*). Monteuuis en est très partisan. Quelle que soit mon estime pour le Dr Monteuuis et pour son œuvre si intéressante, dont je me suis souvent inspiré, j'avoue que je me sépare de lui sur ce point. Et je crois que l'auto-massage, outre qu'il occasionne une réelle fatigue, ne peut jamais fournir de résultats vraiment utiles et importants.

*
* *

J'ai dit que les difficultés du massage vibratoire manuel avaient incité à le remplacer par les vibrations mécaniques.

La thérapeutique vibratoire mécanique, que l'on a appelée *sismothérapie*, est un excellent moyen que j'emploie volontiers. Et le fait d'avoir été exploitée par des charlatans ne lui enlève pas ses qualités. Elle demande une certaine expérience, car ici nous n'avons pas le tact des doigts et de la main pour nous guider. La sismothérapie a été étudiée longuement par le Dr Jayle, puis par le Dr Mengeaud. Au début, on se servait d'un moteur à main (Liebeck). Le Dr Bourcart le remplaça par un moteur électrique. On peut atteindre avec ces appareils 2 000 à 3 000 vibrations par minute, la vitesse étant réglable par un rhéostat.

La vitesse minimum, si elle est appliquée profondément avec un excitateur dur, peut être excitante de la motricité et de la sécrétion gastrique (dans l'atonie). On demande aussi à la sismothérapie des effets sédatifs, que donne l'augmentation de la vitesse avec pression moins forte.

Les vibrations sont transmises par un manche flexible à une poignée sur laquelle on branche des excitateurs de forme variée, suivant la région à traiter et l'effet recherché. On appuie plus ou moins, suivant que l'organe est plus ou moins profond. Il ne faut pas laisser l'excitateur longtemps à la même place, mais le promener sur la peau (saupoudrée de talc), par exemple en décrivant des cercles concentriques, tout au long du côlon, ou sur la masse grêle, ou sur l'estomac. Dans ce dernier cas, on commencera par l'hypocondre gauche, en suivant la grande courbure jusqu'à la région pylorique, puis la petite courbure, du pylore vers le cardia. S'il y a atonie simple, on mettra le rhéostat au minimum de vitesse, on emploiera une pression forte et l'excitateur en caoutchouc durci (boule, ou rouleau). S'il y a contracture, spasme, on emploiera une vitesse plus grande, une pression plus légère, un excitateur en caoutchouc mou (pneumatique). S'il y a spasme pylorique, on insistera plus longtemps sur le pylore. Les vibrations très rapides sont des plus utiles en agissant sur le plexus solaire. On les prolongera donc sur ce point, assez profondément. Appliquées dans les régions sous-hépatique ou sous-splénique, elles décongestionnent le foie et la rate. De même, appliquées prudemment dans les troubles utéro-annexiels dont j'ai parlé, elles amènent la décongestion de ces organes et diminuent les phénomènes douloureux. Il est bon, dans ces cas-là, de prendre un point d'appui par un doigt introduit dans le vagin, et qui fixe l'utérus.

Le massage vibratoire mécanique peut être transmis, dans

la constipation, à toute la masse intestinale, par l'excitateur spécial dit abdominal, formé par une grande lame courbe de métal en forme d'arc dont la corde est constituée par des bandes de caoutchouc. Ces bandes élastiques sont appuyées sur le ventre du malade; celui-ci est couché, ou, mieux, debout, le ventre appuyant ainsi davantage sur la bande de caoutchouc.

Le massage vibratoire mécanique intervient soit au cours de la séance de massage manuel, soit pour la clôturer. La sismothérapie demande à être administrée progressivement, en augmentant peu à peu l'intensité de l'application, la durée des séances. Elles ne doivent jamais dépasser cinq à dix minutes.

Ce que j'ai dit de l'effet analgésiant des vibrations fait comprendre qu'elles rendront service dans le traitement des diverses algies, quel que soit leur siège. De fait, on s'en trouvera très bien pour calmer les points, les régions douloureuses (*sine materia*), fixes ou erratiques.

* * *

La *durée* totale d'une séance de massage complet de l'abdomen est donc variable, suivant les cas et suivant l'entraînement du malade. Elle ne dépassera jamais vingt-cinq minutes. Quant au *nombre des séances*, on les fera en série, de quinze à vingt-cinq ou trente: ces séances, toujours quotidiennes pendant les premiers temps, pourront, par la suite, être plus espacées, à raison de trois par semaine, avec jour intercalaire de repos. Ces séries pourront être répétées plus ou moins fréquemment, après des intervalles de repos.

S'il y a, chez les déséquilibrés, indication du massage abdominal, il y a aussi des *contre-indications* qu'il ne faut pas oublier: inflammation aiguë ou subaiguë d'une partie de l'intestin, d'un organe avoisinant (appendicite chronique, typhlite, annexes, utérus, péritoine). Il est évident que le massage demande à être fait ou dirigé par un bon clinicien, car, notamment lorsqu'il y a de l'entérite muco-membraneuse, ce n'est pas une manœuvre indifférente, et en le faisant à l'aveuglette, on s'exposerait à bien des déboires et des dangers.

Je signalerai, en terminant ce chapitre, l'utilité de la *cinésithérapie pelvienne* (Thure-Brandt, Stapfer). Cette méthode emploie à la fois les manœuvres de massage combinées (massage par une main abdominale, effleurage, vibrations, etc., opérant sur l'utérus et les annexes soulevés et maintenus fixes par une main introduite dans le vagin; ou massage par la voie vaginale, la main abdominale maintenant les organes utéro-annexiels; ou massage par la voie rectale) et la gymnastique rationnelle : mouvements des jambes, du tronc (nous en décrivons quelques-uns plus loin). Elle constitue un chapitre des plus importants de la cinésie. Elle serait trop longue à étudier ici. Elle sort d'ailleurs un peu de mon cadre. Et je renvoie, sur ce sujet, aux traités spéciaux. En tout cas, chez des déséquilibrées, ayant fréquemment des troubles congestifs, œdémateux, des empâtements, des névralgies du petit bassin, décourageants, tenaces, troubles chroniques, mal classés, que les traitements chirurgicaux ou gynécologiques habituels ne soulagent pas, et qui attristent tant la vie de ces malades, on se souviendra que le massage abdominal et pelvien, que la kinésithérapie spéciale sont des procédés thérapiques très utiles; qu'on les emploie seuls ou associés aux autres moyens physiques (par exemple l'hydrothérapie sous forme d'injections chaudes, ou l'électrisation).

CINÉSITHÉRAPIE

La gymnastique rationnelle est, dans le traitement du déséquilibre, un agent physique dont l'importance est au moins égale à celle des précédents. On devra donc toujours y avoir recours. Et il sera parfois nécessaire, pour y décider les malades, d'user d'autorité persuasive.

En ce qui concerne les mouvements à effectuer, je serai, volontairement, assez restreint. J'estime, en effet, que ce qui importe en gymnastique, pour en obtenir de bons résultats, ce n'est pas tant le nombre et la variété des exercices, que leur qualité, et la manière de les exécuter. Ces exercices doivent être judicieusement choisis, de manière à faire fonctionner exactement les muscles qu'il s'agit de fortifier (exercices analytiques). Ils doivent être faits avec soin, lentement, en décomposant bien l'effort, et énergiquement du commencement à la fin des séances. A cet effet, celles-ci doivent être lentement progressives. « Le mouvement est un médicament qui a sa posologie, et dont les doses varient suivant la résistance de chaque organisme » (Helme). Courtes au début (cinq minutes), les séances deviendront petit à petit plus longues ; on augmentera donc le nombre des exercices (deux ou trois mouvements nouveaux par séance), passant des plus simples aux plus complexes. On augmentera aussi leur répétition (trois mouvements de chaque série, d'abord ; puis quatre, puis cinq, etc.). Il y a là une question de doigté, de sens clinique très important, car il ne faut jamais fatiguer les malades ni accélérer leur rythme respiratoire, ni rebuter leur bonne volonté toujours chancelante, instable. Quelques médecins souriront de ces petits détails, de cette prudence; c'est à tort. Ils ne sont point puérils : ils sont nécessaires. Quand on a manié pendant un certain temps ce genre de malades, conseillé ou dirigé leurs exercices, on comprend que tout cela a de l'importance, et qu'il ne suffit pas de dire : « Vous ferez tant d'exercice par jour ». En cela, tout est nuance. C'est dire aussi qu'il ne faut pas hésiter, le cas échéant, à faire machine en arrière ; si la malade est réellement fatiguée, il faut savoir restreindre les exercices, quitte à repartir de plus belle les jours suivants.

Ces exercices seront des mouvements : I. de respiration ; II. du tronc ; III. des membres inférieurs.

I. **Mouvements respiratoires.** — Ils sont utiles. Le diaphragme, en effet, est autant un muscle de l'abdomen qu'un muscle du thorax. Et on sait combien les mouvements respiratoires sont décongestionnants, agissent sur la circulation veineuse (par la veine cave), particulièrement sur celle de l'abdomen (hypertension portale, etc.). On commencera chaque séance par une succession de mouvements respiratoires.

En outre, après chaque série d'exercices (tronc, membres), le malade fera une série de respirations, lentes, profondes, bien physiologiques, en exécutant les principaux actes respiratoires : par exemple mouvements des bras (bouche fermée, respirer par le nez : le nez est fait pour respirer ; la bouche pour manger). Il ne faut pas voir dans cette pratique, dans cette répétition des mouvements respiratoires, un rite inutile, fastidieux et inintelligent. Elle ne rend pas service aux pulmonaires seulement. Contribuant à l'hématopoïèse par l'oxygénation, favorisant mécaniquement les actes circulatoires, elle agira chez les déséquilibrés du ventre d'une double manière: en relevant l'état général et par suite en améliorant les troubles nerveux, périphériques ou centraux ; en décongestionnant les viscères abdominaux.

Je me suis d'ailleurs rendu compte que les enfants ne savent presque jamais respirer, même ceux dont le nasopharynx est normal ; c'est là un point qu'on ne doit jamais oublier, soit dit en passant, et qui implique la nécessité absolue, chez tous les enfants et les adolescents, de l'éducation respiratoire normale.

Au début des exercices, l'inspiration, ample, est faite par le nez ; l'expiration, sans effort, est faite, la bouche ouverte, par les muscles expirateurs et grâce à l'élasticité pulmonaire. Quand le sujet respire mieux, on arrive à la respiration normale, dont les deux temps se font par la voie nasale, la bouche étant close.

Nous allons décrire sommairement les mouvements utiles.

Nous n'avons pas l'intention de dresser ici un catalogue de mouvements de gymnastique. Nous ne décrirons donc que les mouvements que nous employons dans le déséquilibre abdominal.

Les exercices respiratoires se feront : 1° en position verticale ; 2° puis en décubitus dorsal. Ces exercices sont bilatéraux, symétriques.

A. ***En position verticale.*** — Le sujet est dans l'attitude fondamentale, de départ : corps droit, pointes des pieds écartées, talons rapprochés, bras collés au tronc.

Première série. — *a.* Les membres supérieurs sont écartés latéralement, à angle droit avec le tronc;

b. Les membres supérieurs sont portés au-dessus de la tête, parallèlement ;

c. Les bras sont ramenés à angle droit avec le tronc;

d. Retour à la position de départ.

Deuxième série. — *a.* Les membres supérieurs sont portés en avant, à angle droit avec le tronc;

b. Les membres supérieurs sont portés au-dessus de la tête, parallèlement;

c. Retour à la position *a*;

d. Retour à la position de départ.

N. B. — Pendant les phases *a* et *b*, le sujet fait une inspiration longue et profonde. Pendant les phases *c* et *d*, il fait une expiration longue et profonde.

Troisième série. — Les avant-bras sont fléchis, les mains placées en avant des épaules. Par extension brusque, les membres supérieurs sont portés dans quatre directions (en les ramenant, entre chaque mouvement, à la position fondamentale) :

a. En bas, le long du corps;

b. En croix, transversalement;

c. En avant, horizontalement;

d. En haut, sur les côtés de la tête.

Quatrième série. — Les pieds sont écartés. Le tronc est fléchi en avant, le cou et la tête étant en extension forcée. Les bras sont écartés latéralement, faisant un angle droit avec le tronc, les avant-bras fléchis, mains aux épaules. Cette attitude est prise en deux temps.

L'attitude fondamentale étant prise :

a. Les avant-bras sont écartés en extension sur les bras : inspiration;

b. Les avant-bras sont ramenés en flexion : expiration.

Ces quatre séries de mouvements sont très simples. Nous estimons qu'ils sont suffisants pour la gymnastique respiratoire. Certains auteurs les ont compliqués; leurs combinaisons pourraient, en effet, se multiplier. Mais, pour le cas, qui nous occupe, du déséquilibre abdominal, il est inutile d'en faire exécuter d'autres.

Nous recommandons aussi le mouvement d'aspiration du ventre en apnée (manœuvre de Chilaïditi : voy. mon étude radiologique) qui remonte l'estomac.

B. ***En décubitus dorsal.*** — Le sujet est couché par terre, en position droite, bien symétrique, sur un tapis, une descente de lit. La tête est droite, les épaules sont au même niveau, les bras sont étendus le long du corps et en supination. C'est la position fondamentale.

Première série. — *a.* Bras en croix :

b. Bras tendus sur les côtés de la tête :

c. Bras en croix ;

d. Bras le long du corps.

Deuxième série. — *a.* Bras amenés parallèlement en avant, à angle droit avec le tronc ;

b. Bras en croix, transversalement ;

c. Retour à la position *a* ;

d. Retour à la position fondamentale.

Pendant ces deux séries, le sujet inspire en *a* et *b* ; il expire en *c* et *d*.

Ces deux séries, faites en décubitus dorsal, localisent l'action des mouvements respiratoires à la partie antéro-latérale du thorax, la région dorsale étant immobilisée par son contact avec le sol.

II. **Mouvements du tronc.** — Ils ne doivent pas se borner à faire agir les muscles de la paroi antérieure. Ils doivent exercer aussi les autres muscles, même les muscles dorsaux et spinaux.

Certains de ces exercices chevauchent, au point de vue physiologique, sur les mouvements respiratoires précédents. En effet, la paroi abdominale a une fonction respiratoire, étant antagoniste du diaphragme. Or, ainsi qu'on le sait, un muscle a besoin, pour sa tonicité, des muscles antagonistes qui donnent point d'appui à sa contraction. Le diaphragme, refoulant les organes situés sous sa voûte, trouve son antagonisme dans les fonctions des parois abdominales, y compris le périnée.

Cet antagonisme, qui s'exerce directement pour le psoas iliaque, s'exerce indirectement pour les autres muscles.

A ce sujet, je citerai quelques lignes de l'ouvrage d'Heckel (1), qui démontrent comment, par action secondaire, la gymnastique, la myothérapie, la culture physique, qui restituent la tonicité musculaire, peuvent agir sur l'état psychique. « Lorsqu'il y a changement de position d'un viscère, déplacement en masse (ptose), ou distension (intestin ballonné), ou dilatation passive

(1) Culture physique, 1 vol.

(estomac distendu), spasmes, coudures et modifications circulatoires consécutives, ces phénomènes sont ressentis par des malaises divers ou de véritables douleurs dont le point de départ est dans le premier relai ganglionnaire, le plexus solaire. Ces malaises, d'ordre purement fonctionnel, souvent déterminent une sensation de mal-être organique qui s'exprime psychiquement par la tristesse, l'exagération de la réflectivité et ses manifestations secondaires, l'irritabilité et l'émotivité, et enfin l'asthénie.

« Inversement, le point de départ peut être psychique, et la baisse de la tonicité nerveuse ou l'inhibition se manifestent vers la périphérie organique par de fausses maladies viscérales. Du reste, à un certain moment de leur évolution, les deux mécanismes se mélangent, le cercle vicieux s'établit. L'altération du psychisme trouble la vie viscérale, et celle-ci à son tour entretient le trouble mental. »

Je m'inspirerai, du reste, de l'ouvrage du Dr Heckel pour la description de certains exercices, qu'il a très logiquement étudiés.

Les mouvements principaux du tronc comprendront : des mouvements de flexion et d'extension du tronc sur les membres inférieurs (action des droits antérieurs et des obliques) ; des mouvements de rotation sur l'axe vertébral du tronc et du bassin (action des obliques) ; des mouvements de flexion et d'extension latérales du tronc ; des mouvements de circumduction du tronc sur les hanches. Ces divers mouvements s'exécuteront : en position verticale, en décubitus dorsal, en décubitus latéral.

A. ***En position verticale.*** — L'attitude fondamentale est droite, pointes des pieds écartées, mains aux hanches. Un premier exercice consiste dans l'extension accentuée du tronc. La flexion du tronc, suivie de son extension pour le retour à l'attitude fondamentale, se fera en deux temps.

La circumduction du tronc sur le bassin se fera les mains aux hanches ou aux épaules.

B. ***En décubitus dorsal.*** — Voici la position fondamentale : le sujet se met à plat dos sur le sol, effaçant les épaules. Les mains sont placées soit aux genoux, les bras étant en extension, soit (les avant-bras étant fléchis) aux hanches, soit aux pectoraux, soit aux épaules, soit à la nuque ; ou les bras sont en croix, les paumes des mains dirigées en haut ; ou les bras sont mis en extension, dans le prolongement axial du corps. Les jambes ne doivent pas quitter le sol. Il est utile, surtout les premiers temps, de fixer les pieds. Pratiquement, on obtient cette fixation en les plaçant sous le lit ; la descente de lit sert de tapis.

Premier mouvement : flexion du tronc ; toucher avec les

mains les pointes des pieds jointes ; retour à la position fondamentale.

Deuxième mouvement : comme le précédent, mais es pointes des pieds étant écartées.

Troisième mouvement : flexion du tronc, tenu rigide, à angle droit avec le bassin, bras en extension au-dessus de la tête.

Quatrième mouvement : le même, mains à la nuque, coudes repoussés en arrière.

Cinquième mouvement : le même, bras en extension horizontale et latérale, en croix, mains en supination.

Sixième mouvement : flexion du tronc à angle droit ; puis torsion latérale du tronc, d'abord vers la droite, puis vers la gauche (en six temps : flexion, torsion à droite, retour à la position antéro-postérieure, torsion à gauche, retour à la position antéro-postérieure, retour à la position fondamentale).

Septième mouvement : flexion à angle droit, puis circumduction (comme plus haut).

Huitième mouvement. : le malade, touchant le sol avec les épaules et les pieds, fait le pont en surélevant le tronc, les cuisses, les mollets [ce mouvement redresse l'estomac et le côlon transverse, et tend la sangle abdominale (Carnot et R. Glénard].

C. ***En décubitus latéral.*** — Le seul mouvement utilisable est la flexion latérale du tronc.

D. ***En décubitus ventral.*** — Mouvement de bascule alternative de la tête et du siège : 1° le malade élève la tête et les épaules, bras tendus, siège aussi bas que possible ; 2° il élève le siège au maximum, cuisses tendues, tête et épaules aussi près que possible du sol (Carnot et R. Glénard) (redressement de l'estomac et du côlon vers le diaphragme, tension de la paroi, augmentation de la tension intragastrique).

III. **Mouvements des membres inférieurs.** — On les exécutera : dans la position debout, dans le décubitus dorsal, dans le décubitus ventral, dans la position verticale de suspension.

A. ***En position verticale.*** — La position fondamentale est l'attitude debout « au port d'armes », la colonne vertébrale en extension, la courbure lombaire effacée, les épaules effacées. Les bras seront alternativement : soit tombant le long du corps, soit aux hanches, soit à la nuque, soit en croix, soit verticalement au-dessus de la tête. La meilleure position, celle que l'on prendra le plus souvent, est : mains aux hanches.

Premier mouvement : élévation alternative du membre inférieur en extension totale : droit, puis gauche ; retour à l'attitude fondamentale.

Deuxième mouvement : comme le précédent ; puis pendant que le membre inférieur est élevé, flexion, puis extension du pied.

Troisième mouvement : flexion de la cuisse sur le bassin ; puis extension et flexion de la jambe, à droite; puis à gauche (ceci dit également pour tous les mouvements qui suivent).

Quatrième mouvement : élévation latérale (ou abduction) du membre inférieur étendu : le reste du corps conservant la ligne verticale.

Cinquième mouvement : projection en arrière du membre inférieur tenu en extension.

Sixième mouvement : le même ; puis flexion de la jambe (le talon venant toucher la fesse).

Septième mouvement : de circumduction : le membre inférieur, rigide, est porté en élévation antérieure, puis latérale, puis porté en arrière (pied en extension ; le reste du corps immobile verticalement).

Huitième mouvement : flexion accroupie ; flexion des genoux et des hanches, jambes et genoux écartés, tronc maintenu vertical, mains aux hanches, ou à la nuque.

B. ***En décubitus dorsal.*** — La position fondamentale est celle indiquée précédemment pour les mouvements du tronc.

N. B. — En pratique, tant que le sujet est en attitude verticale, il exécute les mouvements : *a.* respiratoires ; *b.* du tronc ; *c.* des membres inférieurs, indiqués pour cette position. De même, quand il est en décubitus dorsal, il exécute, à la file : *a.* les mouvements respiratoires ; *b.* les mouvements du tronc ; *c.* les mouvements des membres inférieurs, indiqués pour cette position. Ne pas oublier d'intercaler les mouvements respiratoires entre chaque série des autres mouvements.

Mêmes remarques que plus haut pour la position des mains.

Premier mouvement : élévation totale des membres inférieurs en extension : *a.* alternativement le droit et le gauche ; puis *b.* les deux ensemble : les membres doivent venir faire angle droit avec le tronc.

Deuxième mouvement : flexion des cuisses à angle droit avec le tronc; ensuite, extension, puis flexion des jambes. Alternativement : à droite et à gauche; puis simultanément.

Troisième mouvement : abduction des membres inférieurs, tenus en extension et rasant le sol; alternativement, puis simultanément.

Quatrième mouvement : flexion des cuisses, à angle obtus sur le bassin, les plantes des pieds reposant sur le sol ; puis écartement des genoux (abduction), puis rapprochement (adduction) ; alternativement, puis simultanément.

Il ne faut pas oublier que les psoas iliaques, quand ils se contractent, font circuler dans leur masse neuf fois plus de sang qu'à l'état de repos (Stapfer).

Ces mouvements des membres, faits avec résistance (un aide s'opposant au mouvement), sont d'excellents décongestionnants, régulateurs de la circulation du petit bassin (utiles aussi bien dans les hémorragies que dans l'aménorrhée) et sont très utilisés dans la kinésithérapie pelvienne (Thure-Brandt, Stapfer).

Chez les malades très fatigués, on peut rendre ces exercices et les suivants passifs, le masseur faisant faire au membre l'abduction, l'adduction et la circumduction.

Cinquième mouvement : le même que le premier ; pendant l'élévation, abduction des membres ; alternativement, puis simultanément.

Sixième mouvement : circumduction : *a.* les membres inférieurs étant dans la position fondamentale ; *b.* les membres inférieurs étant dans l'attitude du n° 1, en élévation à angle droit.

Le Dr Heckel recommande diverses sous-combinaisons de ce dernier mouvement conique (le sommet du cône étant à l'articulation de la hanche) : « spirales ascendantes », etc. Mouvements fatigants, mais des plus utiles. On les surveillera, on les dosera donc plus attentivement encore que les autres.

Septième mouvement : « de bicyclette ». Le tronc est fixe. Les membres inférieurs décrivent simultanément un mouvement circulaire de pédales (bon exercice de la paroi) (Carnot et Glénard).

Huitième mouvement : « de natation des membres inférieurs ». Les jambes sont symétriquement animées de mouvements de flexion et d'extension, d'abduction et d'adduction (action sur le périnée, sur la paroi abdominale, sur la tension intragastrique) (Carnot et Glénard).

C. ***En décubitus ventral.*** — La position fondamentale est la position horizontale, et longitudinale, dos en l'air, bras en extension et mains réunies. Le premier mouvement consiste à mettre la tête et le tronc en extension forcée. Dans le deuxième mouvement, on soulèvera alternativement l'un et l'autre membre inférieur au-dessus du sol, en les tenant en extension forcée.

D. ***En position verticale de suspension.*** — Le corps est suspendu par les mains à l'échelle, à l'espalier.

Dans une première série de mouvements, le dos est contre le plan de l'échelle.

Premier mouvement : on relève les membres inférieurs, alternativement (la jambe étant en extension sur la cuisse), de manière à les mettre, autant que possible, à angle droit avec le bassin, c'est-à-dire à l'horizontale.

Deuxième mouvement : le même que le précédent, mais en agissant simultanément sur les deux membres inférieurs.

Troisième et quatrième mouvements : flexion de la cuisse sur le bassin ; la jambe, qui était en flexion, est placée en extension sur la cuisse. Ce mouvement est d'abord exigé des deux membres, alternativement, puis des deux membres simultanément. Ces mouvements sont pénibles et ne peuvent être exigés de tous les sujets.

Dans une deuxième série, le plan ventral appuie contre le plan de l'échelle.

Premier mouvement : le membre inférieur, en extension, est écarté de l'échelle : d'abord un membre, puis l'autre, alternativement.

Deuxième mouvement : les deux membres sont écartés en même temps de l'échelle : tout le corps décrit ainsi une légère courbe concave en arrière.

* * *

Dans tous les mouvements que je viens de décrire, l'exercice procède par analyse, met en jeu certains groupes musculaires, choisis, et les uns indépendamment des autres, les uns après les autres. Ce sont des exercices *analytiques*. Mais il est facile de grouper, de plus, plusieurs séries de ces mouvements dans les mêmes actes, exécutant ainsi des exercices *synthétiques*, comme : le lancement d'un ballon de diverses manières, ou d'un disque ; le « frapper», le « grimper», le « lever», la marche (marche en extension, marche en flexion, à quatre pattes) ; la course, le saut.

Certains de ces exercices synthétiques sont remarquablement mis en œuvre dans les leçons de culture physique indiquées par le lieutenant Hébert, dans l'application de sa méthode (dans laquelle il associe les exercices, les bains d'air, l'héliothérapie, préconisant ainsi une vraie cure naturiste). A ces exercices, surtout quand il s'agit de gymnastique hygiénique et préventive, chez les jeunes filles, je conseillerai fort d'adjoindre la méthode de Demeny, ou celle de Dalcroze, qui n'en est d'ailleurs qu'une synthèse particulière, et qui, tout en recherchant la culture musculaire, se préoccupe aussi, et à juste titre, de la grâce et de l'eurythmie des gestes, des mouvements, des attitudes.

Il est évident que si, au chapitre de la *prophylaxie*, j'ai recommandé vivement les jeux et sports aux jeunes filles normales, je ne puis faire de même pour les déséquilibrées, qui sont des malades. Certes, la marche est toujours utile, sauf contre-indications spéciales. Mais la bicyclette ne sera pas recommandable à toutes, par exemple à celles qui auront des troubles utéro-ovariens. De même le saut, la course. En tout cas, l'essai des sports devra être méthodique et dirigé par le médecin. Le cheval devra être prohibé, au moins jusqu'à amélioration franche. Pour monter à cheval, il faut un abdomen normal et des organes solidement suspendus. Les sports qui mettent en branle tout l'organisme (raquettes, croquet, tennis, golf) devront être autorisés par le médecin, qui sera le seul juge de leur opportunité.

***

J'ai indiqué, ci-dessus, un certain nombre d'exercices. Naturellement, on n'est pas toujours obligé de les mettre tous en œuvre, surtout dans les séances de début. Je le répète : c'est au clinicien à choisir, parmi ces exercices, ceux qui lui semblent appropriés à son malade, au moment de sa maladie, et à en doser le nombre et la répétition, qui sera toujours progressive, et en allant toujours des mouvements les plus simples et les moins fatigants aux mouvements plus compliqués et plus pénibles.

MÉCANOTHÉRAPIE (1)

Dans la mécanothérapie, l'exercice est plus facilement dosé que dans les exercices qui ont lieu sans appareil. Donnant un exercice dosable, elle est donc utile surtout aux malades qui sont très fatigables : la mécanothérapie est en effet l'art d'appliquer à la thérapeutique et à l'hygiène certaines machines destinées à provoquer des mouvements corporels méthodiques dont on a réglé d'avance la forme, l'étendue et l'énergie (Lagrange). On trouvera dans les nombreux appareils inventés à cet effet (Zander, ou autres : arthromoteurs universels, etc.) nombre de machines utilisables chez les déséquilibrés du ventre.

J'y ajouterai, du reste, les divers appareils simples dont on pourra s'aider pour faire certains des exercices précédents : haltères très légers, exercisers Sandow ; quoique, à vrai dire, je préfère la gymnastique faite sans aucun de ces appareils élastiques, destinés à augmenter l'effort en augmentant la résistance à vaincre.

Les appareils de mécanothérapie fournissent des exercices soit passifs (on commence toujours par eux), soit actifs. Grâce à eux, le mouvement est toujours correctement exécuté comme direction, comme amplitude, comme énergie. Grâce à leur graduation par leviers, il est facile de faire répéter exactement

(1) V. Fraikin et Grenier de Cardenal, La mécanothérapie, in *Bibliothèque de thérapeutique* Gilbert et Carnot.

le même exercice, ou de l'accroître d'une quantité donnée.

On trouvera, dans leur série si complète, les appareils nécessaires pour la respiration, la mobilisation du tronc et du bassin, la mobilisation des membres inférieurs, donnant ainsi, par ce nouveau moyen, une gamme d'exercices comparables à ceux déjà décrits. On recourra donc aux appareils pour la respiration passive, puis active (par la mobilisation des bras) ; aux appareils pour les mouvements de la paroi abdominale, puis du bassin (passifs et actifs) ; aux appareils pour les mouvements des membres inférieurs. On y trouvera, en outre, des appareils pour le balancement du tronc et du bassin, la torsion du bassin, etc.

Je me bornerai, sur ce point, à ces indications générales. Entrer dans des détails m'entraînerait trop loin. On les trouvera décrits dans mon travail sur la mécanothérapie, avec l'indication des divers appareils à utiliser et le formulaire approprié. Je me permets donc d'y renvoyer le lecteur.

On trouve également, parmi les appareils Zander, des instruments pour le tapotement, les vibrations; ils sont préconisés pour le traitement des dilatations d'estomac, la constipation, les troubles utérins, etc. J'avoue que je trouve leur action un peu aveugle et que je leur préfère le vibrateur à main, dont j'ai parlé, et avec lequel on sent mieux ce qu'on fait, avec lequel on agit comme on veut.

ÉLECTROTHÉRAPIE

Les diverses modalités de l'électrothérapie peuvent rendre service dans le déséquilibre, soit qu'elles agissent sur l'état général, soit qu'elles agissent localement.

L'électricité statique (1) lutte avantageusement contre les troubles nerveux. On a prétendu que cette modalité agissait par suggestion. Ce n'est nullement mon avis. L'action est réelle, physique. L'expérimentation physiologique a d'ailleurs démontré les effets du mode statique sur la nutrition (modifications des oxydations, caractérisées par les modifications de l'urine, etc.), sur les vaso-moteurs, sur la motricité, la sensibilité. Je renvoie pour cette étude démonstrative aux traités spéciaux.

Le *bain* statique est un toni-sédatif, un équilibreur, un régulateur du système nerveux. Il agira donc sur les formes nerveuses, calmant les excités, tonifiant les déprimés. On devra cependant s'en abstenir chez les malades trop excités. Le bain

(1) Fraikin, L'électricité statique chez les nerveux (*Congrès de physiothérapie*, 1914).

statique est un bon moyen pour vaincre l'insomnie ; mais il faut savoir user de patience et ne pas lui demander d'agir immédiatement comme un cachet de véronal. L'action est parfois très longue à se faire sentir; ce n'est que peu à peu qu'elle procure le sommeil, mais cette action est durable, si on veut bien y revenir de temps en temps par de nouvelles séries de traitement statique. Les médecins électrothérapeutes donnent souvent à leurs malades des séances longues (jusqu'à trente et quarante minutes) avec des machines à rendement intense (à dix plateaux). Je crois fermement que c'est une erreur thérapeutique, et qui n'a qu'un résultat : effrayer les malades et les dégoûter de l'électricité, médication efficace. Il ne faut jamais aller jusqu'au vertige, ni jusqu'à la fatigue cérébrale, aux éblouissements. Personnellement, j'utilise une machine « à influence » à six plateaux seulement (pôle positif au tabouret isolant, pôle négatif à la terre). Je commence par une séance de cinq minutes. J'augmente d'une minute tous les jours. Les séances sont quotidiennes pendant quinze jours. Passé ce délai, suivant les cas, je fais continuer les séances quotidiennes, ou tous les deux jours seulement. Je ne dépasse jamais trente séances en série. Parfois je me contente de quinze ou vingt séances suivant les malades et le résultat obtenu. J'y reviens plus tard, s'il est nécessaire, après un peu de repos (dix à quinze jours), par de nouvelles séries de quinze, vingt, trente séances. Comme durée totale de chaque séance, je me contente souvent de dix minutes. Parfois je vais, progressivement, à quinze minutes, rarement à vingt minutes par séance. En cela, comme pour les autres agents, je procède par tâtonnements. Et je n'hésite pas à revenir en arrière quand besoin est, en diminuant la durée, ou la répétition des séances, lorsque l'état des malades en cours de traitement l'indique.

Le bain statique est emménagogue. L'étincelage du ventre, des cuisses, augmente encore ces effets. Si donc on trouve bon d'utiliser ces effets physiologiques chez les femmes mal ou peu réglées, on y trouvera au contraire des indications à l'employer avec prudence chez les femmes qui ont des hémorragies.

Telle est l'*application générale* et ses résultats généraux. On peut aussi obtenir de bons effets par l'*application locale*, par les effluves et étincelles.

Les effluves agissent sur l'élément douleur. Une indication est la céphalée. Contre elle, on emploie la *douche statique*, à l'aide de l'araignée en bois placée au-dessus de la tête du malade. La sensation éprouvée ne doit jamais être celle du picotement. Il faut approcher l'araignée assez près de la tête pour procurer au malade une sensation agréable de souffle frais, mais pas assez pour lui causer un picotement pénible. L'araignée est laissée en place pendant la totalité ou seulement une partie de la séance de bain. Ces effluves agissent aussi sur les au res névralgies. On les utilise à l'aide d'électrodes labiles, en bois, promenées en badigeonnant à une certaine distance, contre le « casque », la céphalée de la nuque, et contre les autres points douloureux de l'organisme. On se sert également du souffle sur la région abdominale, pour lutter contre le spasme de l'intestin. Quand les douleurs sont tenaces, très fixes, quand le malade n'est pas trop excitable, on peut avoir recours à l'étincelage (jamais sur le crâne) ; étincelles multipliées, et de courte dimension (celle donnée par l'épaisseur des vêtements), avec le balai métallique promené rapidement, en frictionnant les vêtements, au niveau des régions douloureuses ; ou même étincelage plus intense, à l'aide de l'excitateur à boule. Cet étincelage, qui provoque un effet révulsif marqué et des secousses musculaires, peut servir aussi à lutter contre la dyspepsie et la constipation atoniques. A cet effet, on fera mieux d'utiliser l'électrode à étincelle médiate de Bergonié, pour les applications percutanées, qui donne des contractions musculaires sans causer de douleur, et qui sert à faire contracter la paroi abdominale et même le muscle gastrique ou intestinal (la galvanisation rythmique est d'ailleurs bien préférable sur ce point). L'effluvation avec le balai métallique, assez rapproché de la peau, mais pas suffisamment pour provoquer l'étincelle, donnant une sensation non plus de souffle mais de picotement, sert aussi à calmer les névralgies tenaces et un peu profondes.

J'utilise, enfin, avec avantage, l'effluvation précordiale (souffle) avec l'électrode en bois, pour calmer les angoisses cardiaques, qui coïncident souvent avec les arythmies fonctionnelles non organiques, chez les déséquilibrés. Quand il existe de vives algies abdominales, j'ai recours à l'effluvation, ou même à l'étincelage léger.

L'électricité statique nous fournit donc, pour calmer la douleur, ces procédés d'action croissante : effluves, picotements, petites et grandes étincelles.

Le **courant galvanique**, courant de nutrition, possède une propriété analgésiante due à ce qu'il mobilise les ions de l'organisme par l'électrolyse et modifie la circulation des *vasa nervorum*. On met une électrode large, indifférente (—) dans le dos ; on applique l'électrode plus petite, labile (+) sur les points douloureux. Intensité : 8 à 15 milliampères. Durée : cinq à dix minutes.

Mais là ne se borne pas l'utilisation du courant galvanique. Il améliore les troubles abdominaux (un peu la motricité et surtout la circulation et l'innervation) et les troubles pelviens. Le courant galvanique, qui provoque la contraction des fibres musculaires lisses, agit sur la motricité et les sécrétions gastriques. On peut agir d'une manière indirecte par la galvanisation du pneumogastrique au niveau du cou. Cette électrisation, qui n'a aucune influence sur l'état du cœur, provoque la contraction de l'estomac : de sa grande courbure, si on électrise le pneumogastrique gauche; de la partie droite et du bord supérieur si on électrise le pneumogastrique droit (le fait est facilement vérifiable sous l'écran radioscopique). On peut donc l'utiliser contre l'atonie gastrique. J'avoue que je n'ai pas la pratique de ce procédé. Un autre procédé, qui excite nettement, aussi, la motricité des estomacs atoniques et provoque des contractions ininterrompues, consiste à mettre une électrode indifférente (+) sur la région épigastrique et une (—) dans la cavité de l'estomac : endogalvanisation (électrode en forme de sonde, ou d'olive ou électrode déglutissable d'Einhorn, qui peut aussi servir à la faradisation). Intensité : 15 à 20 milliampères. La galvanisation externe (électrode large dorsale +, électrode large épigastrique —), en la rythmant au métronome ou en provoquant des renversements rapides, amène des contractions du muscle gastrique, mais d'intensité modérée, et pas très régulières (vérifiées aux rayons X). Elle provoque aussi une contraction nette des muscles de la paroi abdominale et peut être utilisée à ce point de vue, seule ou conjointement à la faradisation, pour leur donner de la tonicité.

Le courant galvanique contribue à la nutrition du muscle gastrique et influence la circulation et l'innervation des viscères. Je l'utilise fréquemment de la manière suivante. Je mets une électrode bien rembourrée, large (25×25 centimètres) dans le dos (pôle —) ; je place une électrode de mêmes dimensions, bien rembourrée également, sur la région épigastrique, débordant dans la région sous-ombilicale (pôle +). Je fais progresser lentement l'intensité du courant. Dans les premières séances, je donne 8 à 10 milliampères. Dans les séances suivantes (quotidiennes, ou tous les deux jours), j'arrive à 15, 20, 25 milliampères. Jamais plus. Durée des séances : dix minutes. En série de quinze, vingt, trente au maximum. Après quelques séances, l'amélioration se manifeste très souvent : diminution de l'atonie de la grande courbure et du spasme pylorique quand il existe ; digestions plus faciles ; diminution des phénomènes douloureux de l'estomac et de l'intestin ; diminution des contractures intestinales et des zones de dilatations parétiques. Bref, amélioration du déséquilibre de l'estomac et de l'intestin. Pour expliquer cette action, vérifiée un très grand nombre de fois, faut-il faire intervenir la suggestion? Non, assurément. L'influence du courant galvanique (courant de nutrition et de sédation) agit-elle directement sur l'estomac et l'intestin? Peut-être. Mais je crois, surtout, qu'il faut invoquer une action calmante, inhibitrice, sur le plexus solaire, intervenant ensuite par voie réflexe.

Tantôt je laisse le courant à l'intensité maximum pendant toute la durée de la séance. La séance terminée, je ramène lentement le courant au zéro. Tantôt, quand il y a atonie très marquée, je fais toutes les minutes, ou toutes les deux minutes, un renversement du courant : le pôle négatif devient positif, et *vice versa*. Mais je fais d'habitude ce renversement lentement, sans secousse. Jamais je n'atteins les intensités de 80 à 100 milliampères recommandées par certains électriciens. Je n'ai pas constaté régulièrement d'effets utiles de la galvanisation rythmée ou renversée brusquement sur la motricité gastrique, et je l'ai abandonnée d'une manière générale.

On a préconisé la *galvano-faradisation* avec une électrode intragastrique, susceptible de donner de fortes contractions du muscle gastrique. C'est là une méthode dont je n'ai pas l'expérience.

Quant à l'intestin, il peut être très favorablement influencé par le courant galvanique. Et cela est d'autant plus intéressant que cette modalité électrique est, par les batteries transportables, à la portée de tous les praticiens.

La galvanisation est un moyen puissant d'action pour lutter contre la constipation. Dans la forme atonique, on peut se servir de la galvanisation rythmée avec renversement du courant (Erb). Il faut que l'intensité soit suffisante pour provoquer des contractions abdominales énergiques (une électrode dorsale, une dans la fosse iliaque droite) ; on utilise aussi les méthodes cutanéo-intestinales (Erb, Courtade) : une électrode abdominale, une électrode intrarectale. On se sert du courant galvanique soit seul, soit suivi du faradique : 15 à 25 milliampères.

La galvanisation est des plus utiles dans l'entéro-colite, et particulièrement l'entéro-colite muco-membraneuse. Diverses méthodes peuvent être adoptées (1).

Un large tampon (électrode de 8 centimètres de diamètre), très rembourré et bien imbibé d'eau non salée, est placé dans la fosse iliaque droite ; un autre, de mêmes dimensions, dans la fosse iliaque gauche. Le malade les tient lui-même, appuyant fortement et perpendiculairement à la paroi. Dans la méthode de Doumer, on arrive progressivement, mais très rapidement, à une intensité de 50, 80, même 100 milliampères.

(1) FRAIKIN, Traitement galvanique de la colite muco-membraneuse et de l'entéro-névrose (*Journal des praticiens*, 21 mars 1914).

Puis toutes les minutes, pendant dix minutes, on renverse brusquement le courant sans ramener au zéro. Cette méthode est utilisée aussi dans la constipation atonique (elle est donc analogue à celle d'Erb). On lui doit de nombreux succès dans l'entérite muco-membraneuse (surtout dans la forme due à la constipation). J'avoue que je la trouve assez brutale dans la forme nerveuse de la colite (qui est celle envisagée surtout ici : l'entéro-névrose). Je l'ai vue, plusieurs fois, dans ces cas, provoquer des rechutes. Elle demande en tout cas à être maniée avec prudence et réservée aux cas non aigus et peu douloureux. Zimmern arrive aussi aux mêmes intensités ; il provoque aussi des renversements ; mais, cette fois, progressivement, en ramenant au zéro à chaque changement de sens du courant (séances de quinze à vingt minutes). On peut utiliser aussi le procédé des deux tampons iliaques pour faire passer le courant galvanique à une intensité de 20 milliampères, mais sans changer le sens du courant pendant la séance (surveiller attentivement les effets électrolytiques). Cette méthode apaise le spasme et la douleur. J'aime mieux, pour ma part (1), mettre une large électrode dorsale indifférente (—) et une large électrode lourde et souple en plomb (afin d'amener une meilleure coaptation) couvrant tout l'abdomen (+). Intensité : 15, 20, 25 milliampères au maximum. Durée : dix minutes ; tous les jours, pendant dix ou quinze jours ; après, tous les deux jours. En série de vingt ou vingt-cinq séances. On peut reprendre une nouvelle série de dix ou quinze séances après un mois de repos. Je crois qu'en fait d'entéro-colite il ne faut pas agir brutalement et ne pas causer de douleur. S'il y a atonie intestinale, on procédera par secousses, avec ou sans renversement du courant (au besoin au métronome), mais sans irriter la sensibilité, donc en se bornant au besoin à des intensités moyennes de 20 à 30 milliampères. S'il y a contractures, on emploiera la méthode de Zimmern, ou bien la large électrode abdominale avec ou mieux sans renversement du courant, en tout cas sans renversement brusque. Si certains points sont contracturés, d'autres atoniques, on mettra la large électrode (—) indifférente dorsale, et on emploiera le tampon labile sur l'abdomen, donnant des secousses galvaniques aux points atoniques, se bornant à la galvanisation permanente et sans inversion (pôle +) aux points contractés.

Contre les troubles douloureux pelviens dont j'ai parlé, sans lésion organique réelle (névralgies pelviennes, etc.), la galvanisation est de mise. Pratiquement, voici comment on opère. L'électrode indifférente (ici le pôle négatif) est placée au

(1) Procédé décrit par DELHERM (Thèse, 1903) ; par DELHERM et LAQUERRIÈRE (*Arch.* de DOUMER) ; et *Congrès de physiothérapie*, Paris, 1911.

niveau des lombes ou de la paroi abdominale. L'électrode positive est introduite dans le vagin. On enroule une bande de coton hydrophile autour de l'électrode en charbon. On imbibe cette sorte de tampon d'un liquide antiseptique; on le vaseline, et on le place dans le vagin. Intensité : 8 à 15, au maximum 20 milliampères. Durée de cinq à dix minutes. Ce mode d'application est, en outre, décongestionnant, donc utile dans les hémorragies.

En ce qui concerne la galvanisation intra-utérine, à l'aide d'une électrode positive placée dans l'utérus, je ferai les mêmes remarques et les mêmes réserves que je fais plus loin pour le faradique.

Enfin la galvanisation *généralisée* est sédative. Elle sera donc parfois de mise chez les hyperexcités. On l'appliquera soit à l'aide des bains à quatre cellules (deux manuluves, deux pédiluves), soit, aussi, à l'aide des bains hydro-électriques, dont je dirai plus loin quelques mots.

Le **courant faradique**, courant de contraction des fibres musculaires striées, est employé à titre général ou local. *Généralisé*, on peut l'utiliser sous forme de bains hydro-électriques (j'y reviendrai plus loin) ou de bains à quatre cellules.

La faradisation rythmée généralisée, par la méthode de Bergonié (ergothérapie passive, exercice électriquement provoqué, électro-mécanothérapie) est applicable chez les malades très asthéniques ; elle permet de faire contracter tous les grands groupes musculaires du corps, indépendamment de leur volonté, sans fatigue. Les applications, trois fois par semaine, ne devront pas dépasser une demi-heure ; la progression de l'intensité sera menée prudemment. Elle réchauffe, par ce travail musculaire intense, les malades refroidis et élève leur tension artérielle. En même temps, par la grande électrode abdominale, elle constitue un parfait exercice pour les muscles de la paroi.

Localisée, la faradisation pourra rendre quelques services pour rétablir une partie de la tonicité des muscles de la paroi abdominale. On mettra une électrode-tampon dans la fosse iliaque droite, l'autre dans la fosse iliaque gauche ; on emploiera le faradique rythmé (par le métronome ou le trembleur lent) : intensité suffisante pour provoquer la contraction des muscles de la paroi. Le faradique, qui n'influence pas les fibres musculaires lisses, n'agit pas directement sur la musculature de l'intestin et de l'estomac. Mais, provoquant un véritable massage de l'estomac par les contractions qu'il imprime aux muscles de la paroi abdominale, il augmente la sécrétion du suc gastrique.

Le faradique à intermittences rapides, appliqué à l'aide du pinceau de Duchenne, agissant sur les extrémités nerveuses cutanées, peut améliorer les douleurs localisées, les névralgies superficielles. Si les algies sont plus profondes, ou même viscérales, on recourra de préférence au courant galvanique.

Cependant les courants faradiques progressifs, appliqués à l'aide d'électrodes humides, peuvent avoir une action sédative profonde.

Le faradique est utile contre les troubles utéro-ovariens (douleurs, congestions, œdèmes). On place une électrode indifféremment sur le ventre ou dans la région lombaire; l'autre est introduite dans le vagin (la malade étant en position obstétricale). Si l'on veut lutter contre les hémorragies, on emploiera la bobine à gros fil et les interruptions espacées. Il faut obtenir une intensité suffisante pour faire contracter légèrement les muscles de l'abdomen et du périnée, mais pas assez grande pour provoquer de la douleur.

Contre les phénomènes douloureux, on utilise les interruptions rapides, tétanisantes, bobine à fil fin. Durée cinq à dix minutes. Séances tous les deux jours.

Le faradique intense, rapide, à fil fin, et allant jusqu'à la douleur, en séance longue, est un congestionnant; il peut donc être préconisé contre les aménorrhées.

On peut aussi introduire dans le vagin une électrode spéciale, bipolaire, en forme de spéculum plein, à laquelle aboutissent les deux pôles, positif et négatif. Elle permet des applications plus intenses et plus anesthésiantes. La même électrode peut servir, aussi, pour la galvanisation bipolaire.

On s'est également servi, dans les cas d'utérus arthritique, d'une électrode positive intracervicale (fil fin, courant tétanisant). J'avoue que cela me paraît rarement indiqué. On ne sera autorisé à y recourir que si les autres moyens ont échoué. Et on emploiera des intensités faibles et de courte durée pour commencer.

Le faradique est utile, aussi, dans les topoalgies neurasthéniques, qui siègent fréquemment au niveau des régions pelviennes, pour équilibrer la sensibilité, calmer l'hyperesthésie, exciter les zones anesthésiées, opérant une véritable rééducation de la sensibilité à ce niveau.

La **Galvano-faradisation** est utilisable quand l'intestin et l'estomac sont atoniques et non douloureux. Les procédés sont d'ailleurs les mêmes que pour la galvanisation pure (électrodes dorsale et abdominale). On gradue séparément l'intensité du courant continu par le réducteur de potentiel (10, 15, 20 ou 25 milliampères) et celle du faradique par le chariot de bobine induite (jusqu'à trémulation légère de la paroi abdominale). Le procédé demande une grande prudence. Durée des séances : quinze à vingt minutes, trois fois par semaine. Laquerrière et Delherm ont préconisé la galvano-faradisation contre la constipation spasmodique, avec les précautions suivantes : faible intensité faradique, bobine à fil fin, trembleur rapide, donnant la légère trémulation de la paroi abdominale ; hautes intensités galvaniques, de 50 à 150 milliampères. Larges électrodes spongieuses de 400 centimètres carrés. Pôle négatif lombaire, pôle positif abdominal. Augmenter peu à peu l'intensité galvanique. Séances de dix à quinze minutes. On l'emploie aussi contre la dilatation de l'estomac : électrode lombaire (+) de 350 centimètres carrés, électrode épigastrique de 250 centimètres carrés (—). Courant faradique : fil moyen, interruptions assez lentes provoquant la contraction légère des muscles abdominaux. Galvanique : 30 à 40 milliampères. Séances de dix à quinze minutes, tous les deux jours.

Pour les **bains hydro-électriques**, les électrodes plongent, à côté du patient, dans l'eau d'une baignoire soigneusement isolée. On y lance le courant : le faradique, excitant, surtout musculaire, tonifie les asthéniques ; on donne une intensité suffisante pour produire une sensation de contraction légère, de fourmillement généralisé. Dans le même but, et provoquant les mêmes sensations, on a recours également au courant sinusoïdal ou ondulatoire (l'intensité ira à 15 ou 20 milliampères ; elle ne dépassera pas 30 milliampères). Quant au courant galvanique, que l'on emploiera aux mêmes intensités, il sera, au contraire, réservé aux malades excités, ou aux pouloureux.

Comme les modalités précédentes, la **haute fréquence** sera utilisée en applications générales, ou en applications locales. En *applications générales*, on recourra soit au grand solénoïde (cage) pour la d'arsonvalisation, soit au lit condensateur. Les effets obtenus sont sensiblement les mêmes. Ces effets sont les résultats de l'amélioration de la nutrition générale : suractivité des échanges organiques ; suractivité des mouvements respiratoires ; baisse de la pression artérielle (question très discutée d'ailleurs) ; suractivité de la réduction de l'oxyhémoglobine ; augmentation de la quantité d'urine, du rapport azoturique, de l'élimination des minéraux ; accroissement de la chaleur organique ; relèvement de l'appétit et des forces. Bref, une régularisation organique générale très utile à ces ralentis, que sont très souvent les déséquilibrés ; très utile, aussi, par ses effets hypotenseurs, chez les hyperexcités neuro-arthritiques.

Les séances auront lieu tous les deux jours ; d'abord de cinq minutes de durée, elles se prolongeront et pourront arriver à quinze minutes, pour chaque séance. Nombre de séances : quinze à vingt par séries. La d'arsonvalisation tend à rétablir l'équilibre des vaso-moteurs : d'où son utilisation chez les malades qui ont des bouffées congestives, des poussées de sudation, etc.

La haute fréquence en applications générales, améliorant l'état arthritique général, facilitant la circulation générale, modifie favorablement les troubles congestifs, les irrégularités circulatoires de l'utérus (utérus arthritique), fréquentes chez les déséquilibrés.

Localement, l'effluvation monopolaire (à l'aide du balai branché sur le résonateur, ou même de l'électrode à manchon de verre) agit sur les phénomènes douloureux de manière très efficace. L'effluvation bipolaire (une électrode dans le dos, l'autre étant constituée par le balai, labile) de la région épigastrique, deux fois par jour, après les repas, améliore les crises gastriques des hypersthéniques. Cette même effluvation calme aussi les contractions douloureuses de l'intestin.

L'action analgésiante des effluves ou étincelles peut servir à modifier les douleurs pelviennes. Dans ce cas, on se sert de l'électrode à manchon de verre d'Oudin, que l'on introduit dans le vagin, et avec laquelle on fait une véritable friction des parois vaginales. On peut agir de la même manière sur le périnée ou la paroi abdominale ; on se servira, sur ces points, du balai métallique à effluves.

En arrosant d'étincelles la colonne vertébrale, sans aller jusqu'aux phlyctènes, on provoque un relèvement de la tension sanguine (Moutier), effet utilisable chez les déprimés hypotendus.

Les applications localisées, bipolaires, à l'aide du petit solénoïde, rendent quelquefois service contre les névralgies. On sait qu'il se produit entre les deux électrodes un dégagement de chaleur endogène, par excitation de l'activité organique. Cette propriété a pris le nom de **diathermie**.

Elle pourra être aussi appliquée d'une manière générale (Bergonié) pour réchauffer les malades déprimés, refroidis, à basse pression artérielle, dont la nutrition est ralentie, en produisant dans l'intimité de leur organisme le développement calorique nécessaire ; en agissant sur eux comme une véritable médication d'épargne (Voy. *Héliothérapie*), comme une ration d'appoint.

Localement, on l'utilisera aussi au niveau de l'abdomen (crises gastriques, douleurs intestinales). L'électrode, très large, sera placée dans la région péri-ombilicale. La chaleur produite dans l'intimité des tissus, agissant sur l'estomac, l'intestin, les vaisseaux, les plexus et les nerfs, agira à titre sédatif (notamment sur le spasme pylorique). Les séances quotidiennes dureront de dix à vingt-cinq minutes. J'ajoute que c'est là un moyen « de luxe » auquel je préfère la galvanisation, dont l'action est un peu différente. L'électrode abdominale doit être très vaste, très souple. Intensité : 100 à 500 milliampères (par tâtonnements).

La diathermie, appliquée sur les régions douloureuses, est aussi un traitement puissant des névralgies, auquel on recourra quand les autres moyens auront échoué. On emploie la méthode bipolaire, mettant sur la région à traiter une électrode métallique, souple, bien appliquée (exemple : les électrodes de Delherm et Laquerrière). Intensité : 200, 600, même 800 milliampères. Durée : cinq à dix minutes. Séances tous les deux jours.

***

Je rangerai, enfin, parmi les applications électriques, les **tissus thermophiles** (Bergonié) : résistances en fils de platine enfermées dans des sacs de toile, où l'on fait passer un courant plus ou moins intense, mais toujours stable, pendant une durée aussi longue que l'on désire, et qui, appliquées sur l'abdomen ou toutes autres régions douloureuses, produisent à peu près les mêmes effets que les compresses chaudes.

THERMO-LUMINO-THÉRAPIE

On utilise soit la chaleur obscure (air chaud), soit la chaleur lumineuse : l'une et l'autre, soit d'une manière générale, soit d'une manière locale.

La chaleur provoque : l'hyperémie superficielle, donc la décongestion profonde ; l'analgésie ; calme les contractures musculaires; provoque à dose modérée l'augmentation de la consommation d'oxygène; l'accélération du rythme cardiaque. Les applications courtes, et pas trop élevées, provoquent une excitation faible, suivie de sédation.

I. **Chaleur obscure.** — Les *applications générales d'air chaud* peuvent être faites de diverses manières : en étuve avec caisse (la tête étant hors du bain) ; en bain complet, y compris la tête (bain turc et bain russe). On arrive à des températures de 50°, 60°, au maximum 70°. La sudation survient en cinq à quinze minutes. On termine ce bain par la douche froide ou écossaise. On peut ainsi les donner aux malades couchés, dans leur lit, grâce à des appareils transportables, chauffés par l'alcool (modèles Durey, Ménétrel). Ces bains provoquent la vaso-dilatation, l'accélération du pouls, l'augmentation de la température centrale (de 1°), la sudation, et ont, malgré cela, une action diurétique; les oxydations sont augmentées. Chez les arthritiques, on constate l'élimination progressive de l'acide urique et une légère augmentation dans le coefficient quotidien du taux de l'urée

(Dehio). L'action est donc assez comparable à celle des bains de soleil, et les indications sont sensiblement les mêmes. Néanmoins, ces bains sont plus fatigants, et il ne faut les employer que chez les malades assez résistants, ou déjà entraînés par l'héliothérapie. On commence par de courtes durées : cinq, dix minutes. Ne jamais dépasser vingt minutes. Séances quotidiennes ou tous les deux jours.

Les ***applications locales de l'air chaud*** se donnent soit sous forme de bains, soit sous forme de douches. Pour les bains, on utilise soit des boîtes (Bier) où aboutit l'air chaud fourni par une forte lampe à alcool, soit des caisses tapissées extérieurement de feutre ignifugé, intérieurement d'amiante, et contenant des résistances électriques. La température y peut être élevée, grâce à l'entraînement prudent et progressif, jusqu'à 100°, 120°, 150° ; la sudation permet de bien supporter ces températures. Les séances peuvent être assez prolongées : une demi-heure, trois quarts d'heure, même une heure. Ces applications locales sont surtout utilisées contre les phénomènes douloureux profonds des membres : névralgies, etc. Il existe des appareils transportables et dont la forme est assez malléable, plus ou moins extensible, à la manière d'un accordéon : on les utilisera, par exemple, contre les algies lombaires, hépatiques, rénales, ou contre les troubles de l'abdomen : douleurs, contractures de l'intestin (exemple : entérite muco-membraneuse), constipation spasmodique. L'air chaud calme le spasme douloureux et permet de pratiquer le massage utile. Il régularise les fonctions nerveuses des plexus abdominaux. Il provoque des contractions péristaltiques. La chaleur, appliquée sur l'estomac pendant une heure à 50°, active le pouvoir digestif du suc gastrique, réduit les fermentations (Puschkin).

La douche d'air chaud donne des températures variables, suivant les appareils employés. Pour le traitement des déséquilibrés, l'appareil ordinaire, dit « sécheur de cheveux » (composé d'une hélice qui propulse l'air et le fait passer sur une résistance électrique), qui se branche sur toutes les prises électriques, est très suffisant. Il fournit, suivant qu'on l'approche plus ou moins, suivant le calibre des embouts, des températures de 70° à 120°. Pour appliquer la douche d'air chaud, il ne faut pas laisser le jet chaud constamment à la même place : on décrit lentement des cercles plus ou moins larges, plus ou moins pressés, suivant les sensations du malade. Il faut provoquer la rougeur marquée de la peau et arriver à donner au malade une sensation de cuisson marquée. Les séances seront donc d'une durée variable, de dix à trente minutes, suivant l'étendue de la surface à traiter. Les effets produits sont la diminution de l'excitation réflexe (Dausset), l'anesthésie superficielle, la nutrition plus active. On s'en servira donc pour le traitement des algies superficielles et pour calmer les contractures douloureuses de l'intestin. Quand les contractures, les douleurs seront assez profondes, on utilisera de préférence le bain local d'air chaud, ou les bains locaux de lumière ; ils agissent plus profondément que la douche. Le Dr Dausset, pour donner à la douche une action plus pénétrante, la combine, grâce à un appareillage spécial, avec une forte pression d'air comprimé.

II. **Chaleur lumineuse.** — Les **bains de lumière** sont généraux ou locaux. On utilise soit la lumière blanche, soit la lumière colorée.

Les effets produits par les ***bains généraux*** sont ceux indiqués pour les bains d'air chaud ; mais la sudation est moins marquée ; et, en outre, s'ajoutent les effets chimiques de la lumière, sur la peau et sur les échanges organiques, que je résumerai par ce mot : excitation des fonctions. Cela les rapproche davantage des bains de soleil, qu'ils peuvent suppléer. Ils ont, comme eux, une action d'épargne sur l'organisme. Moins actifs que les bains de soleil, ils peuvent y être un acheminement, ou alterner avec eux. Les effets analgésiques sur la peau sont peut-être moins marqués que pour l'air chaud. Le bain de lumière est donc surtout un tonique. On le donne à l'aide de grandes caisses garnies de lampes à incandescence, dont la luminosité est réglable par un rhéostat. On ne dépasse guère 50°, 60° au maximum. Durée : dix, quinze, vingt minutes au plus. La sudation se montre pendant la fin des séances. On termine celles-ci par la douche froide ou écossaise. Il faut avoir soin, de même, du reste, que dans le bain général d'air chaud, de placer sur la tête du malade une compresse froide fréquemment renouvelée. Les indications sont celles du bain d'air chaud. Mais ce que je viens de dire montre qu'on pourra y recourir même chez les malades affaiblis, à condition de doser prudemment l'élévation de la température, la durée des séances, et d'avoir ensuite une bonne réaction générale (douche; au besoin frictions stimulantes).

Quand on a affaire à de grands arthritiques, à de grands ralentis, on peut recourir aux bains *Dowsing* (lampes à incandescence spéciale, donnant des températures très élevées — jusqu'à 260° — très bien supportées grâce à la sudation et à une légère circulation d'air dans l'appareil).

Les ***bains de lumière bleue*** sont calmants, analgésiants. On les réserve aux malades excités, ou ayant des algies en des points divers. On leur a attribué un effet suggestif. Peut-être la suggestion intervient-elle pour une part? En tout cas, j'ai vu des tabétiques entrer dans le bain bleu en pleine crise de douleurs fulgurantes, et y être absolument calmés après quelques minutes. On ne peut certainement pas, ici, faire intervenir la suggestion (1).

Les ***bains de lumière rouge*** sont excitants. On les donnera donc aux malades déprimés.

Tout en étant calorifiques, les bains colorés produisent moins de chaleur que les bains de lumière blanche. On pourra donc prolonger un peu plus les séances : quinze à trente minutes.

Les **bains locaux** lumineux (*lumière blanche*) ont, eux aussi, un peu la même action que les bains locaux d'air chaud. Néanmoins, il existe des différences. Le bain d'air chaud est plus analgésiant ; le bain lumineux, tout en étant analgésiant, est aussi, de plus, tonique. Pour mieux préciser les idées, prenons un exemple : si j'ai à traiter un déséquilibré qui souffre de l'intestin et a de la constipation atonique, j'emploierai le bain de lumière ; si j'ai un déséquilibré avec constipation spasmodique, j'emploierai le bain d'air chaud. La durée des séances peut être assez prolongée : quinze à trente minutes ; cela dépend, aussi, de la région à traiter : on sera plus prudent pour la région abdominale que pour la région lombaire. Les appareils sont assez nombreux. Celui de Miramon de Laroquette a cet avantage de pouvoir s'appliquer sur les diverses régions et d'être très transportable. De même pour la chaîne lumineuse de Delherm et Laquerrière, qui peut même servir à donner des bains généraux au lit du malade. En remplaçant les lampes blanches par des lampes colorées, on donnera des bains locaux *colorés* : le *bleu* étant anesthésiant sera utilisé contre les divers phénomènes douloureux, les contractures ; le *rouge* étant excitant aura des indications plus limitées (par exemple : la constipation atonique). On utilise aussi des projecteurs ayant à leur centre une lampe ; lampe Dowsing très chauffante ; ou lampe bleue analgésiante. Assurément, il ne faut pas exagérer le pouvoir analgésiant de la lumière bleue ; mais j'estime qu'il est réel.

AUTRES MÉDICATIONS

J'ai étudié, dans les pages qui précèdent, les médications physiothérapiques et leurs applications au traitement du déséquilibre abdominal. J'estime, en effet, que le traitement du déséquilibre doit être surtout physique.

Néanmoins, il est d'autres médications. J'en dirai quelques mots seulement, dans un aperçu rapide, en n'indiquant que celles qui me paraissent les plus utiles. Je serai surtout bref

(1) Cité in *Journal médical français*, 1912, art. *Tabes*.

sur le chapitre des médicaments pharmaceutiques. Aussi bien, on les trouve exposés dans tous les traités de thérapeutique.

I. Il est une médication que l'on pourrait, au reste, ranger dans les médications physiques : c'est la **cure d'eau chaude**, préconisée par certains auteurs, entre autres par Monteuuis. Pour son administration, on doit se baser sur l'étude de la densité urinaire qu'il s'agit de rapprocher de la normale. Cette cure comprend les boissons et les lavements. Les boissons aqueuses, légèrement aromatisées, seront données chaudes (39° à 42°). Elles seront absorbées par gorgées, très lentement, une à deux heures avant chacun des trois repas, et une heure avant le coucher, à la dose quotidienne de 300 à 600 grammes. Les lavements (Fiessinger) seront pris un ou deux fois par jour, une heure avant le repas de midi et du soir. Ils seront pris dans la position horizontale avec une canule en caoutchouc de 30 centimètres. On fera passer lentement trois quarts de litre environ d'eau bouillie à 38°, que l'on gardera quinze à vingt minutes, si possible. Il ne faut pas confondre ce traitement avec les grandes entéroclyses, dont je trouve qu'on a beaucoup abusé, et qui ont causé pas mal de méfaits (dilatation, parésie de l'intestin, etc.).

La cure d'eau chaude agit bien, surtout dans les dyspepsies avec fermentations. Elle rendra souvent service.

II. On en peut rapprocher la cure de désintoxication par la **méthode de Guelpa**, recommandée dans les états toxiques chroniques, chez les ralentis, les arthritiques, les surmenés. Pour l'auteur, la sensation de faiblesse n'est que le cri d'un organisme intoxiqué ou encombré. Au lieu de donner des fortifiants, il faut purger abondamment le malade, pour débarrasser l'organisme de ses déchets. Il importe que la chasse d'eau soit suffisante. Une fois le canal gastro-intestinal désintoxiqué, les sucs digestifs pourront agir et fournir aux tissus les éléments réparateurs dont ils ont besoin.

La méthode s'applique ainsi : pendant trois ou quatre jours de suite, prendre tous les jours une forte purgation au citrate de magnésie. Pendant ce délai, s'abstenir de tout aliment; mais boire à volonté de l'eau ou une tisane.

Cette méthode, qui a été très discutée et critiquée, a des points de vue justes. Ce n'est pas à dire qu'il faille la généraliser chez les déséquilibrés. Je la conseille, prudente et adoucie, chez ceux qui ont de l'intoxication digestive manifeste, chez les excités ou les migraineux.

III. Une méthode, qui est un peu analogue à la précédente, consiste à mettre, trois jours par mois, ses malades à une **diète relative** avec ou sans purgation, suivant les cas. Diète hydrique et fruitarienne, par exemple, ou diète végétalienne, plus facile à faire accepter. C'est une cure excellente, généralement bien supportée, pour peu qu'on y mette de la bonne volonté, et qui désintoxique et rajeunit l'organisme. Pendant ces trois jours (si trois jours paraissent un trop long espace de temps, on se restreindra à deux jours), le malade n'absorbe que des tisanes ou de l'eau, avec quelques fruits. Il peut y ajouter, au besoin, un peu de légumes. Après cette cure, il ne se sent nullement affaibli, mais renouvelé et mieux dispos.

IV. J'ai dit sur quels principes le Dr Glénard se fonde pour recommander les petits **laxatifs** répétés (tare hépatique). Il préconise l'usage quotidien des purgatifs salins à faible dose, qui « ouvrent » le foie. Si ces purgatifs donnent des selles trop aqueuses, il ajoute le soir un peu d'aloès. On peut comparer à cette méthode les formules de Bourget, ou de Robin, associant les sulfate, bicarbonate, phosphate de soude, qui agissent à la fois comme laxatifs, comme « modificateurs » intestinaux, comme toniques. Parmi les laxatifs, quand force est d'y recourir (ne serait-ce qu'au début du traitement physique, et en attendant que celui-ci ait produit son effet), je donne la préférence, on le comprend d'après ce qu'on sait de l'hépatisme chez les déséquilibrés, aux cholagogues (extraits biliaires, extraits hépatiques) (la bile est d'ailleurs un antiseptique et de plus favorise le développement des « bons microbes » intestinaux) (Roger). Je les associe de préférence à l'agar-agar, qui agit par son gonflement sous l'influence des sucs intestinaux, dont il provoque ainsi la sécrétion, sans irriter l'intestin ; c'est en outre un laxatif qui crée peu l'accoutumance. Je me sers soit de l'agar-agar du *Codex*, soit de diverses spécialités à base de ce produit. L'huile de ricin, l'huile d'amandes douces, l'huile d'olives, à petites doses, peuvent avoir leur emploi. La belladone devra être donnée suivant la méthode de Trousseau. La méthode de Glénard doit être, d'après Potain, réservée aux cas où l'atonie intestinale se complique de colite chronique. Les petits lavements d'eau et de glycérine auront plus rarement leurs indications. Ils ne seront jamais qu'un pis-aller, un mal nécessaire.

V. Le Pr Robin recommande, à juste titre, la médication antiputride et modificatrice de la faune intestinale par les **ferments lactiques**. On peut donner des ferments sous forme de comprimés (après les repas, avec un peu d'eau sucrée qui facilite leur prolifération). Quand cela est possible, il faut leur préférer les ferments en bouillons de culture (ils ne sont nullement répugnants à prendre) : par exemple, le bacille paralactique en symbiose avec le *Bacillus bifidus* (Metchnikoff, Tissier). On en prend un verre à madère, deux fois par jour, entre les repas. Le malheur, c'est que ce traitement doit être continué longtemps ; ce n'est pas en quelques jours qu'on peut avoir la prétention de modifier une faune intestinale. Il faut des mois de traitement, presque sans interruption. Il faut plus tard y revenir de temps en temps, par séries. Et ce traitement est très coûteux.

Mais on n'oubliera pas que le meilleur traitement de la constipation, c'est l'hygiène de la fonction (Trousseau). Qu'il s'agisse d'un traitement curatif ou préventif, aujourd'hui qu'on parle tant de **rééducation de l'intestin**, on ne saurait trop dire, ni trop haut, que la meilleure éducation, ou rééducation de l'intestin, c'est de se présenter tous les jours à la garde-robe, à la même heure, avec la volonté d'obtenir un résultat. Et si on se rappelle le rôle important de la constipation pour créer ou aggraver le déséquilibre abdominal, on comprendra combien cette manœuvre peut être efficace et éviter dans l'avenir bien des méfaits.

VI. Glénard préconise d'ailleurs le **bicarbonate de soude** dans le traitement de la dyspepsie des déséquilibrés. Il le conseille sous forme de boisson thermale (eau de Vichy) prise chez soi pendant les repas et une heure avant les repas. On n'oubliera pas que l'alimentation fruitarienne constitue une excellente médication alcaline naturelle. Les formules de Robin et Bourget constituent aussi une médication non seulement laxative, mais alcaline. Quand les fermentations secondaires résistent à l'emploi des alcalins, on pourra se trouver bien de l'acide chlorhydrique. Mais il est préférable, au lieu d'agir empiriquement, de se guider d'après l'analyse du suc gastrique. On utilisera aussi la teinture de Baumé à forte dose (Huchard).

VII. Enfin, chez les malades déprimés, affaiblis, on n'oubliera pas que la **médication hypodermique** est souvent puissante pour donner un coup de fouet : injections de sérum ordinaire, isotonique ou non ; sérum de Chéron ; injections de cacodylate de soude, de strychnine (à forte dose ; Hartenberg).

VIII. Bien que nous n'aimions pas droguer ces malades, nous utilisons parfois, temporairement, la **médication phosphatée**, surtout sous forme de phytine ou de phosphates injectables sous la peau.

IX. Dans les formes névropathiques accentuées, surtout quand il y a des troubles de l'état mental, il sera souvent nécessaire d'ordonner un **changement de milieu**, qui aura une grande influence sur le moral, en soustrayant la malade à son entourage habituel, en modifiant ses associations d'idées. Il faudra même, surtout quand le déséquilibre se complique de psychonévrose ou de psychose (obsessions, etc.), la soumettre à l'influence morale d'un médecin spécialiste, qui, en même temps qu'il fera de la **psychothérapie**, surveillera le régime de la malade, lui apprendra à manger physiologiquement (isolement relatif dans une maison médicale).

Mais, pour obtenir un réel bénéfice de la psychothérapie, il n'est pas nécessaire d'être un « mental ». Être un « nerveux » suffit. Presque tous les déséquilibrés sont des nerveux. Le nerveux « est un arbrisseau qui plie au moindre vent, au risque de rompre. Il lui faut, dans ses défaillances physiques ou morales, un tuteur (1) ». L'influence morale du médecin, agissant en bon psychologue et en bon clinicien, est d'une très grande importance. Il dirige le malade, le soutient, lui démontre ce qu'il y a de vrai ou de faux, d'inventé ou de surajouté (inconsciemment) dans ses sensations qui ne correspondent pas toujours à des troubles organiques vrais, lui indique comment son psychisme troublé décuple involontairement ses sensations. Il lui montre comment il peut faire effort pour lutter contre tel ou tel symptôme ; il lui montre comment, malgré son asthénie, il peut faire telle ou telle chose qui le faisait reculer et lui paraissait impossible. Je ne puis ici, naturellement, entrer dans les détails de l'action psychothérapique. Je dois me borner à ces données générales, en soulignant l'utilité de ce mode thérapeutique et renvoyer aux traités spéciaux. Il n'est pas nouveau, du reste. Et si on ne l'a codifié que de nos jours, il y a beau temps que l'on a mis en valeur le rôle moral du médecin qui guérit quelquefois, soulage souvent, console toujours. Et il y a beau temps, aussi, que les médecins faisaient de la psychothérapie, comme M. Jourdain faisait de la prose : sans le savoir (2).

Aussi bien, les agents physiques viennent-ils en aide au médecin, pour l'aider dans son rôle psychothérapique. Ils apportent au malade soulagement ou amélioration, parfois assez vite. Or, il n'est pas douteux qu'un malade, surtout un chronique, donne plus vite et plus entièrement sa confiance au médecin qui, faisant de la « psychothérapie active » (Hartenberg), soulage enfin, par un traitement approprié, telle névralgie tenace, modifie tel ou tel autre symptôme morbide, qu'au médecin qui se borne à le persuader, sans plus, que ses maux s'amélioreront. Et, d'autre part, le médecin est autorisé à dire à son malade : « Croyez-moi, quand je vous dis que vous guérirez. Vous le voyez, je vous avais dit que ce courant électrique guérirait votre névralgie. J'ai tenu ma promesse, et ne vous ai pas trompé. Je ne vous trompe pas davantage en vous garantissant la guérison, ou l'amélioration de tel ou tel autre symptôme. » Il va de soi que le médecin ne doit faire que

(1) FRAIKIN, Esquisses et opinions. Conseils aux neurasthéniques.

(2) FRAIKIN, La physio-psychothérapie (*Congrès de physiothérapie*, 1914), et En marge de la médecine, 1 vol. 1914. — Voy. aussi mon livre : Pour les neurasthéniques (psychothérapie pratique), 1 vol.

des promesses qu'il sait pouvoir tenir. Il ne doit tromper son malade ni dans le présent, ni dans l'avenir. Sinon, il serait vite « brûlé ». La loyauté absolue et réciproque de la part du malade et du médecin est en effet la base même de la psychothérapie.

TRAITEMENT DES FORMES CLINIQUES

Disons maintenant quelques mots du traitement spécial des diverses formes de la déséquilibration.

1° **Formes génitales.** — *a.* La déséquilibration commence assez souvent chez les jeunes filles par de l'*aménorrhée.* Chez elles, on recommandera l'hygiène préventive, dont j'ai déjà parlé. Souvent aussi les futures déséquilibrées sont des chlorotiques : on les traitera aussi par l'hygiène générale et par le régime carné végétarien plutôt que par les ferrugineux.

b. Plus fréquemment les déséquilibrées sont atteintes de *dysménorrhée.* Insister sur les procédés du traitement qui favorisent la circulation abdomino-pelvienne : sports, gymnastique, massage, mécanothérapie. Le demi-maillot, appliqué huit jours avant l'arrivée des règles, est excellent. Un ou deux jours avant, et pendant les règles, on appliquera sur la région lombaire des compresses imbibées d'un liniment éthéro-chloroformisé. On usera aussi des compresses chaudes et des cataplasmes.

c. Enfin, la déséquilibration coïncide fréquemment avec des *hémorragies utérines*, aiguës ou chroniques. Décongestionner l'intestin (laxatifs, lavements) ; applications lombaires (comme plus haut) ; méthode gymnastique décongestionnante ; la commencer au quatrième jour des règles et la continuer jusqu'au vingtième (1). On utilisera l'électrothérapie.

2° **Formes dyspeptiques.** — a. *Forme gastrique.* — Dyspepsie atonique. Régime indiqué précédemment ; alcalins ou l'HCl suivant les cas ; le massage (surtout une demi-heure avant les repas) ; la ceinture ; la galvanisation.

b. *Forme intestinale.* — Port de la sangle. Rééducation de l'intestin. Régime approprié. Massage et gymnastique abdominale. Au besoin, laxatifs. Galvanisation.

c. *Entérite muco-membraneuse.* — Peut s'accompagner de troubles gastriques (hypersthéniques, récents ; hyposthéniques, anciens). Régime mitigé. Si la malade ne tolère aucune alimentation, on commencera par le régime lacté absolu (Robin) avec quelques opiacés. Dès que l'intolérance stomacale aura pris fin, on continuera par le régime végétarien-fruitarien strict. Après deux à quatre semaines, on ajoutera un peu de bœuf, de mouton, de poisson. Dans les cas moins graves, on mettra

(1) Pour plus de détails, voy. Stapfer, La kinésithérapie pelvienne.

les malades à une diète relative, en insistant surtout sur l'alimentation végétale. Alcalins (formule de Bourget ; cure thermale) ; l'huile de ricin quotidienne à dose laxative, à laquelle on pourra associer la belladone et la jusquiame. Irrigations intestinales. Les compresses chaudes, le courant continu, plus tard le massage donneront parfois des résultats inespérés. Traiter en même temps le système nerveux.

3° **Formes névropathiques.** — Bonne hygiène morale et physique ; repos absolu ou relatif ; distractions adaptées à chaque cas ; changement de milieu, qui amène un changement psychique ; isolement ; psychothérapie dans une maison spéciale. Hydrothérapie (douches, bains) ; héliothérapie, massage, gymnastique, électricité (statique surtout). On s'occupera aussi de traiter la déséquilibration (Voy. *Formes génitales et dyspeptiques*). En fait de médicaments, on ne peut guère recommander que : l'arséniate de strychnine, la quinine (tonique de l'état général, calmant des algies diverses), la phytine, les injections de sérums et de cacodylates et phosphates.

***

Il faut bien noter, au surplus, que ces formes de déséquilibration, dont je viens d'étudier seulement les plus courantes, ne sont pas toujours aussi tranchées ; elles se mélangent, elles chevauchent les unes sur les autres, suivant la prédominance de tels ou tels symptômes. C'est au médecin à savoir les dépister et à installer sa thérapeutique en conséquence.

REMARQUES GÉNÉRALES SUR L'ORIENTATION DU TRAITEMENT PHYSIQUE

J'ai indiqué, dans l'étude qui précède, la série des agents physiques utilisables pour le traitement du déséquilibre abdominal. Ce n'est pas à dire que tous soient nécessaires chez le même malade.

J'ai noté les indications de chacun. C'est au clinicien à choisir dans cet arsenal suivant les malades, les moments ou les formes de leur maladie, les troubles généraux ou les troubles prédominants sur tel ou tel organe. Par exemple, pour une névralgie, récente, moyenne, on utilisera la statique, la douche d'air chaud, le pinceau faradique ; tandis que pour une névralgie ancienne, tenace, vive, il faudra la galvanisation, la haute fréquence, la diathermie. Autre exemple : la constipation spasmodique sera traitée d'autre manière que la constipation atonique (j'ai déjà indiqué ces divers traitements).

On aurait tort de conclure de leur multiplicité à leur inefficаcité. Certains ont leurs indications plus particulières. De plus, on peut trouver dans leur gamme une différence dans la puissance de leur action. Enfin il est facile, pour concourir au même effet, de surajouter plusieurs modes d'action physique.

Le traitement du déséquilibre est très long ; il se chiffre par mois, par années. Il y a même des malades que l'on doit soigner, entretenir, pendant presque toute leur existence. Il y faut donc beaucoup de patience, de la part du malade et du médecin. Et on aura d'autant plus de chances de guérison clinique, ou de forte amélioration, qu'on aura fait plus tôt son diagnostic et appliqué plus tôt le traitement.

Même très améliorés, ces malades ont besoin de refaire de temps en temps une cure physique d' « entretien ». Ils doivent rester sous la surveillance intermittente du médecin, qui arrêtera les tentatives de rechutes. Ainsi on rendra la vie plus agréable et plus utile à des malades qui seraient devenus ou demeurés des infirmes, condamnés à la chaise longue et à une vie de souffrances.

Parfois même, grâce à une intervention précoce et suffisamment prolongée, on pourra avoir la satisfaction de guérir ses malades et de les maintenir guéris grâce à l'observation stricte d'une bonne hygiène.

Je ne puis entrer dans les détails de l'organisation du traitement physiothérapique, puisqu'elle varie suivant chaque malade. C'est encore et toujours une question de doigté et de sens clinique. Il faut apprendre à choisir, à doser ses agents physiques, comme on apprend à le faire pour les médicaments.

Pour mieux fixer les idées, je vais formuler l'*ordonnance* « physique » d'une déséquilibrée de type courant (neurasthénie, avec insomnie et céphalée, ptose gastrique, entérocolite mucomembraneuse). Régime : végétalien, puis végétarien mixte : par tâtonnements. Séjour de deux mois dans une maison de régime et de repos. Infusion chaude une demi-heure après les repas. Douche générale quotidienne, tiède et brisée ; durée, trente, puis quarante-cinq, puis soixante secondes (ne pas toucher à l'abdomen ; légère percussion de la colonne vertébrale). En six à huit jours, arriver à la douche écossaise. Quand l'abdomen sera moins douloureux, douche abdominale très brisée, sédative. Trois quarts d'heure après chaque repas, compresses chaudes abdominales (en décubitus horizontal) : pendant trois quarts d'heure. Massage quotidien, général, suivi du massage abdominal : sédatif d'abord, plus tard plus profond. Bain statique (cinq minutes, arrivant progressivement à dix minutes; douche céphalique ; effluvations de l'abdomen) alternant, à jour passé, avec la galvanisation abdominale (sans secousses ni renversements ; dix minutes ; 10 milliampères, arriver progressivement à 20 milliampères).

Psychothérapie quotidienne. Continuer pendant un mois (le matin, massage suivi de la douche ; l'après-midi, électricité). Le mieux se fait sentir entre la dixième et la quinzième séance. Après trente séances, repos de six à huit jours (continuer régime et psychothérapie). Puis, reprise du traitement, en totalité ou en partie : de la même manière ; ou en modifiant, si nécessaire, et sans « respect humain », telle ou telle modalité. Durée totale : deux mois minimum. La malade, améliorée, devra, ensuite, refaire de la physiothérapie partielle par séries. Par exemple, tous les trois mois, série de quinze douches et de quinze statiques. Chaque année, jusqu'à amélioration durable, un à deux mois de traitement physique total.

Il ne s'agit là, bien entendu, que d'une ordonnance type, prise comme exemple, entre bien d'autres.

Je n'ai envisagé, dans cette étude, que le déséquilibre type, primitif, le « déséquilibre-maladie » ; et les troubles nerveux, généraux ou locaux, qui peuvent en être la conséquence.

Mais, d'autre part, il faut bien se rappeler que les névropathies (j'entends ce mot dans son sens étymologique le plus large, et y comprends surtout les névroses : surmenage, neurasthénies, etc.), peuvent, par influence inverse sur le fonctionnement viscéral, entraîner à leur suite un certain degré de déséquilibre des viscères abdominaux, plus ou moins prononcé, partiel ou total. En outre, les nerveux sont très souvent atteints de constipation. Et Glénard a montré comment la constipation chronique entraîne à sa suite un déséquilibre progressif des autres viscères. Enfin, si l'entéro-colite muco-membraneuse vient souvent compliquer le déséquilibre viscéral et aider aux troubles nerveux, il est vrai aussi que cette « névrose de l'intestin », comme on l'a appelée, peut être la conséquence locale d'une névropathie générale primitive.

Cette connaissance du déséquilibre viscéral, vasculaire, nerveux (avec ou sans troubles des parois) de l'abdomen est donc utile à connaître, dans le traitement des diverses névropathies. Chez un nerveux, surtout chez un neurasthénique, arthritique avec ou sans hépatisme, on pensera toujours à rechercher le déséquilibre du ventre. Tout en traitant la maladie générale, la névrose, on s'attachera aussi, en même temps, à lutter directement contre la forme du déséquilibre que l'on aura reconnue. Et ainsi, sachant combien ces troubles secondaires de l'équilibre abdominal interviennent, à leur tour, par cercle vicieux, pour augmenter et compliquer la névropathie primitive, on aura des chances supplémentaires, en prenant le malade « par tous les bouts », d'arriver plus vite au résultat : l'amélioration ou la guérison du malade.

TABLE DES MATIÈRES

8560-14. — CORBEIL. Imprimerie CRÉTÉ.

www.ingramcontent.com/pod-product-compliance
Lightning Source LLC
LaVergne TN
LVHW020033170826
845678LV00001B/238

* 9 7 8 2 3 2 9 7 3 3 5 4 8 *